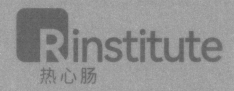

热心肠

让 人 们 拥 有 更 健 康 的 肠 道

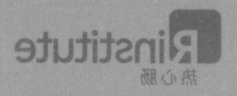

生命母亲河：

肠道科学
与艺术

插画集

热心肠生物技术研究院　编著

石油工业出版社

图书在版编目（CIP）数据

生命母亲河：肠道科学与艺术插画集 / 热心肠生物

技术研究院编著 . -- 北京：石油工业出版社，2022.11

ISBN 978-7-5183-5591-4

Ⅰ.①生... Ⅱ.①热... Ⅲ.①肠—普及读物 Ⅳ.

① R322.4-49

中国版本图书馆 CIP 数据核字 (2022) 第 169359 号

生命母亲河：肠道科学与艺术插画集

热心肠生物技术研究院　编著

策划编辑　王　昕　黄晓林
责任编辑　杨建君　曹敏睿
出版发行　石油工业出版社
　　　　　（北京安定门外安华里 2 区 1 号楼 100011）
　　　　　网址：www.petropub.com
　　　　　编辑部：(010)64523616 64252031
　　　　　图书营销中心：(010)64523731 64523633
经　　销　全国新华书店
印　　刷　北京中石油彩色印刷有限责任公司

开　　本　889 毫米 ×1194 毫米　1/12
印　　张　16
字　　数　120 千字
版　　次　2022 年 11 月第 1 版
印　　次　2022 年 11 月第 1 次印刷
书　　号　ISBN 978-7-5183-5591-4
定　　价　299.00 元

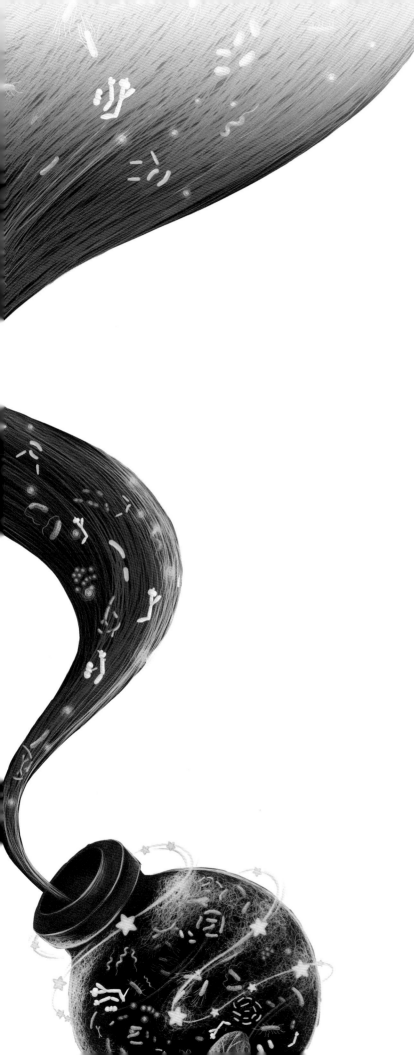

创作团队

总第划

热心肠先生

主编

热心肠先生

出版统筹

文 雯

撰稿

热心肠先生　李丹宜　文 雯

王 欣　蒋刘一琦

视觉设计

张 杰　李嘉雄

IT 支持

介孟恩　赵纬宇

插画创作

王云飞　吉祥鱼　一颗白糖糕

雯哥儿 Wenger　浪里小野鹿　雨落却天晴

夏 沫　刘诗韵　雪琪 Elena　陈云真

大 眼　小 黑　大 愚　H2O Lee　智绘的老王

无 言　灰太朱　炸 炸　艾莉缇　GOGO

文 山　李周洁　小蜜蜂　忧郁的哪吒

董春凤　Milkey 蕾　胡又丹　违红红

姜米哥哥　子 言　李 萱　胡一刮

特约创作

洛兵　陈晓东　贾伟　李乐园　吴霁萱

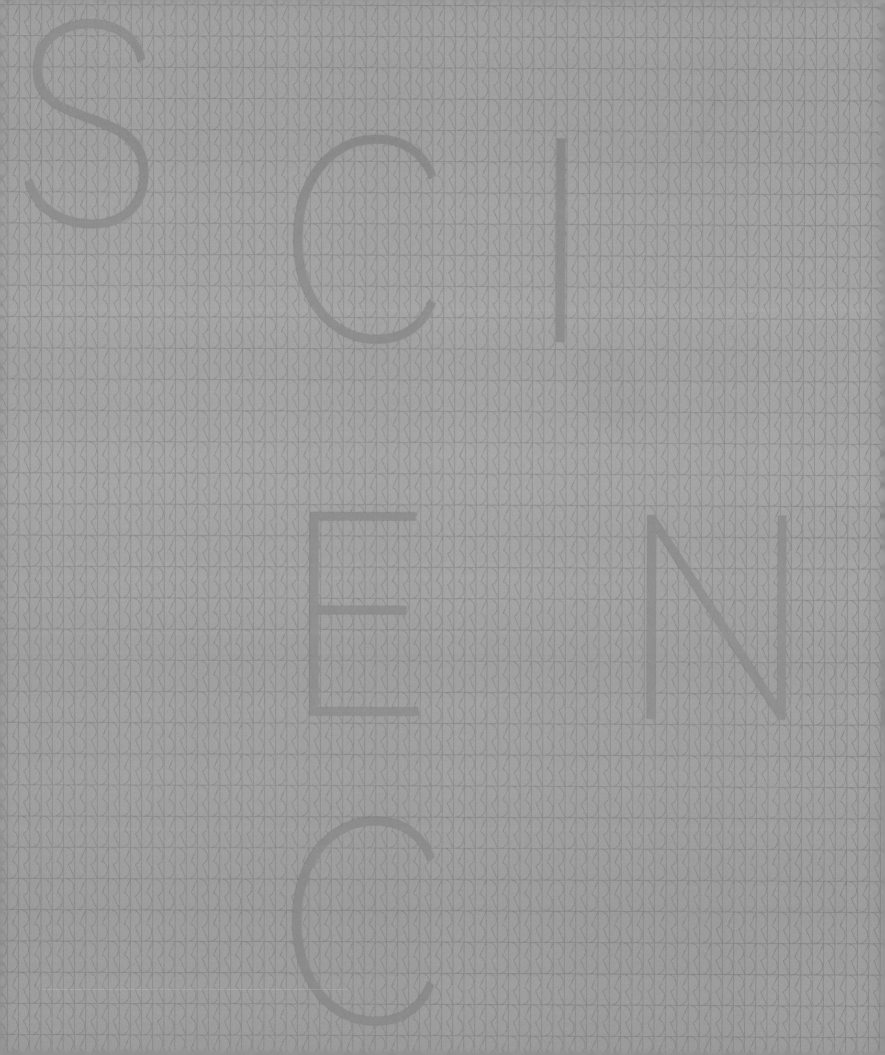

序言

GUT·SCIENCE·ART

因《肠·道》而更懂肠道

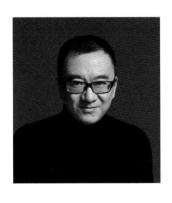

洛兵

藏名扎西茨仁
诗人，音乐人，跨界艺术家
中国音乐家协会会员，四川省作家协会会员
四川音乐学院、洛阳音乐学院客座教授

有诗作《晚钟》入选《中国诗歌年鉴》（1993 年）。1999 年起，为三百多位歌手创作过上千首歌曲；为三十余部影视剧创作过音乐；数十次获全国十大金曲及最佳词曲奖，音乐代表作有《你的柔情我永远不懂》《梦里水乡》《回来》《开门红》《吟游》《湄南河》等。出版有《我的音乐江山》《新欢》《天外》《秋风十二夜》《今天可能有爱情》《路过你，谢谢你》等图书，《吟游天外》《朔望之归》等音乐专辑。2018 年开始学习绘画，在《旅行者》杂志开办《如诗·如画》专栏，为《散文诗世界》杂志创作系列封面，为经典诗集《飞鸟集》《先知》创作插画，陆续有作品入选多个艺术展览。

　　我的外婆，是民国时期的国文教师。从我刚有记忆时起，她就给我买很多的书，要我看，要我学。其中有一本，叫作《海洋的故事》。这本书讲到，最早的地球，一片荒凉，突然有一天，空气中出现了有机分子，又合成了氨基酸、蛋白质这种分子，形成了原始的单细胞生物。它们飘啊飘、飘啊飘，聚集在一起，进化成了多细胞的腔肠动物。

　　多年以后，我的理解就是：万物的灵气，翻翻卷卷，凝聚成了一根肠子，像一个温暖、柔软、庞大的过滤器，吸收了营养，排出了渣滓，生命就可以进化繁衍，历史就可以滚滚向前，地球就开始了新一轮的热热闹闹，兴衰存亡。

　　我长大以后，决定传承我们省歌舞团的精神，做个文艺工作者。我写词、作曲、做制作人、做监制、当影视编剧、写小说，从幕后走上前台演唱。前些年，又开始画画。小伙伴们都评价，我的风格，比较偏向于风花雪月。我边走、边写、边唱、边画，把这种一体化的行为，称为"吟游"。我在全国各地做了一百多场"吟游"，有时还要加上采风和演讲。或许我的一生，就是要不停地寻找各种表达自我的方式。

　　疫情来了。

　　再也不能到处走动了。世界开始"拉稀摆带"，一切都仿佛陷入了停滞，甚至割裂。

　　我接到一个邀请：创作一首与肠道有关的歌曲。介绍这个事的，是这些年帮我出版诗集、绘本的小雯，

一位很有传奇色彩的女性。她带我去了热心肠研究院。创始人叫蓝灿辉，是清华的高才生。热心肠是一家注重肠道健康的研究院，又做科普，又做产品，在国内同行里，很有影响力。

　　我们聊了很多。我学到了许多知识，比如肠道是人体最大的营养吸收器官，又是人体最大的免疫器官。比如肠道虽然平时很强大，但又很脆弱，一点小问题就可能变成大问题，直接危害生命，但是只要保护好它，整个人都会充满活力，健康而快乐。

　　蓝老师问我，写这样的歌曲，会不会有顾虑。

　　我说不会，这是一件很有意思、也很有意义的事。

　　总的来说，这是一次非常愉快的合作。在热心肠把控大方向的前提下，双方都最大限度地发挥了各自的专业优势。

　　歌词修改了好几版。科普性、艺术性和传唱性之间的平衡，需要一遍一遍仔细打磨。既要讲清楚肠道的功效和保护它的重要性，又要寓教于乐，让更多歌迷一听就明白，还不能过于直白，要在灵动之中蕴含艺术性。我写出了原稿，一位神秘的"热心肠先生"展现出创作上的天分，补充了两个很漂亮的段落，终于完成了。

　　旋律方面，就顺畅了许多。对着歌词，我一下就弹出了几段旋律。精心整理后，我发现，这就是我们要的东西：任何人只要听一两遍，就能跟着哼唱起来。

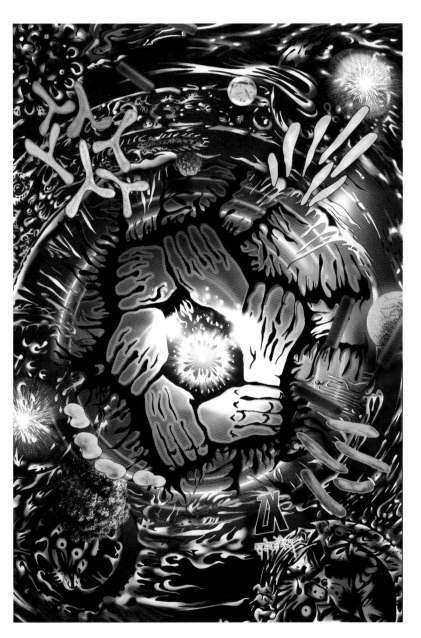

《保卫肠道》 洛兵 绘

后面的事情，就更加顺利了。轻快、诙谐的节奏，生动、昂扬的律动，奔放、恣肆的小提琴间奏，精巧、俏皮的伴唱和声，勾勒出一幅人体中一片欣欣向荣、器官勤劳奉献的模样。

热心肠研究院还决定，要让更多的医疗卫生专家加入演唱的阵容。对此，我也充满了期待。

蓝老师还有更大的举措：把艺术引进到科普。他邀请中央美院毕业的高才生团队，创作了许多肠道科普画作，准备办个画展。我也受到了邀请。

这几年，我的某种美术天赋觉醒了。我出版了泰戈尔《飞鸟集》和纪伯伦《先知》的绘本，一些画作被收入《中国艺术设计年鉴》，还入选了十来个线下线上的群展。

我决定创作得狂放一点儿。我画了几只手，互相扣腕，紧握在一起。我们必须团结。我们必须如同那些保卫免疫系统的肠道菌群一样，保卫我们内心最崇高的东西。作品完成了。我把它命名为《保卫肠道》。

联合音乐和美术的肠道科普，想来，一定是很迷人的吧！

我们的远祖，来自迷幻的星云。他们经过漫长的演化，进化出神奇的腔肠、更先进的脊椎，成为各代张狂的霸主，以及神奇的人类。

我们来到这个世界，经过一条长长的产道。我们正在体验历史，走过一条漫长的过道。在这之间，请先爱护好我们的肠道。

所以，我在这首歌的最后写道："肠之道，常知道。一路畅通，健康到老。"

平衡：被幽门螺杆菌影响的世界观

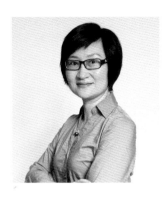

陈烨

南方医科大学深圳医院副院长、消化科学术带头人
整合微生态诊疗中心主任
南方医科大学南方医院消化科教授、主任医师、博导

陈烨教授长期从事幽门螺杆菌感染和肠道微生态失衡相关疾病的基础、临床与转化研究，擅长复杂胃肠道疾病的诊疗，尤其在难治性幽门螺杆菌感染、慢性腹泻、炎症性肠病、胃肠道神经内分泌肿瘤等方向造诣深厚，是我国历次幽门螺杆菌感染、艰难梭菌感染和消化道微生态调节剂临床应用专家共识的主要起草人之一；曾获得国家科技进步二等奖、广东省科技进步二等奖等多个重量级奖项，入选教育部"新世纪优秀人才"、广东省高校"千百十工程"省级培养对象和广东省"珠江学者"特聘教授等；现任中华医学会消化病学分会委员、幽门螺杆菌学组副组长、消化微生态学组副组长、中国医师协会消化医师分会委员、广东省医师协会消化医师分会主任委员等。

20世纪90年代，我师从著名消化病学家周殿元教授，攻读研究生。周教授学术造诣深厚，内镜技术精湛，研究眼光也十分独到。早在20世纪80年代，他就成立了微生态实验室，这在当时是稀有的，极富远见。他建议我选择以螺杆菌和慢性胃病作为研究方向，当时幽门螺杆菌刚被发现十年，发现者还未获诺贝尔奖。凭着对幽门螺杆菌和海尔曼螺杆菌致病性的基础和临床研究成果，我们团队一举获得了这个领域内最早的国家科技进步二等奖。就这样，循着前人的脚步，一直坚守在这个方向，我与胃肠道微生态结下了不解之缘。

在和幽门螺杆菌六年多的"缠斗"中，我发现就算是同一个致病菌，它引起的临床表型也是完全不一样的，跟宿主的反应有密切关系。所以博士后期间我就转去研究致病菌与宿主之间的相互作用，在这个过程中又进一步发现，肠道是个庞大复杂的微生态系统，讲究一种平衡状态，这对疾病的转归有重要影响。在这个系统中，并不是说好的就永远好，坏的就永远坏；好的不一定多多益善，坏的也不一定非要赶尽杀绝。过犹不及，平衡就好。可以说，平衡的理念，必将贯穿于我研究生涯的始终，也影响到我对工作、生活乃至世界的认知。

在我们医生中广为流传着这样一句话，它也是特鲁多医生的墓志铭："有时治愈，常常帮助，总是安慰。"我特别希望传递这样一种理念给大家：对待疾病的心态一定要平和，既不要过度担忧——我们的身体自有一套康复机制，也不能完全寄希望于医生，奢求手术和药物是万能的。

现在，关于胃肠道微生态的研究正如火如荼。我们已经知道，胃肠道微生态不单单与胃肠道本身的疾病相关，还跟很多胃肠以外的疾病都有密切关系，所以一定要注意保护我们的肠道菌群。无论在饮食、心情还是药物的使用上，最好都遵循平衡的理念，保持身心与生活的一种稳态，从而也使我们的肠道微生态能有一个平衡的状态。

因为一个偶然的机会，我有幸认识了热心肠先生——那时候我们叫他肠Sir，从此就成了忘年之交。了解到他的创业经历之后，我真心觉得他是一个了不起的年轻人，所以当他邀请我去做《肠·道》演讲的时候，虽然我当时工作的确有些忙，但立刻就应允下来。我特别感谢热心肠研究院每天推送的《热心肠日报》，它就像一个指南针，让我在繁忙的工作中也能快速了解到跟我的研究方向相关的前沿进展。

2022年"5·29"世界肠道健康日，热心肠研究院推出的"肠道科学与艺术"科普插画巡展也是令我十分惊喜。医学和人文密不可分，两者结合才可能达到治愈人的身体与心灵的理想目标。这个科普插画展不仅能传递有关肠道的科普知识，也能带给观众艺术的享受，充分展现了科学与艺术两者结合的巨大魅力。所以我也非常积极地推动了这个画展在我们医院的落地展出。我相信，不论是就诊的患者还是我们医生都会从中获得艺术的享受与科学的启迪。

一名儿科医生眼中的肠道科学

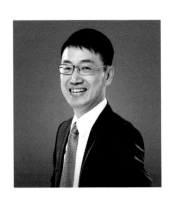

崔玉涛

北京崔玉涛诊所院长

崔玉涛医生毕业于首都医科大学儿科系，从事儿科临床工作 30 余年，在新生儿监护领域有较深的造诣，对新生儿及婴幼儿医学领域有较为全面的了解和实践经验，特别擅长儿童生长发育监测及营养、运动、心理指导与常见疾病防治，出版有《崔玉涛育儿百科》《崔玉涛自然养育法》等广受读者欢迎的育儿书籍。此外，他 10 余年来坚持每日通过微博，向 800 余万粉丝传播健康育儿知识及进行在线答疑，并通过各种自媒体平台、线下讲座、科普综艺等方式线上线下与大家互动，为家长及关注儿童健康的相关人员进行健康科学养育知识的普及教育。

作为儿科医生，我很关注肠道科学，因为肠道健康与孩子的生长发育息息相关。2003 年，我到美国参加一个儿科年会，见识到一种干粉状的益生菌制剂。当时的我十分怀疑，这东西有用吗？我曾经理解的益生菌产品是液体状且需要冷藏，而这种常温状态下的粉剂也号称自己是活菌制剂。我将信将疑地把这种产品带回国，做了两件事情。第一件事，就是用它与新鲜牛奶混合，居然成功发酵出酸奶，证明了它里面的确含有活菌。第二件事，我推荐了一些朋友包括家人来试吃。由此，我对肠道科学便产生了进一步的关注。

肠道内的细菌多属于厌氧菌，而传统的细菌培养都是在有氧条件下进行的，所以如何培养肠道细菌是个难题。当时我向许多实验室人员请教，都没有找到好办法。有一次在国外考察时，我发现了专门的厌氧菌培养箱。一个临床研究者，等候在患儿的病床前，一旦患儿排便，他便迅速将粪便收集在一个厌氧盒里，以百米冲刺的速度奔进实验室，放进培养箱。整个过程紧张急速，他连一丝喘气的机会都没有。目睹了这番操作之后，我感觉这种方式实在不具有可复制性。因此，推开那道"肠道菌群"大门的力量，久久无法找到。

突然有一天，在一个会议上听说了基因检测，我瞬间感到那道大门被推开了，一切即将豁然开朗。2016 年，我们在成立崔玉涛儿科诊所时，就建立了自己的实验室，运用基因检测技术，开展肠道菌群检测及相关研究。迄今，我们已经做了将近一万例的肠道菌群检测，帮助了数千名儿童有针对性地使用益生菌从而改善他们的肠道健康状况。我们也收到了非常好的反馈，没有发生一例使用无效的投诉。我们提供给孩子的健康指导也越来越精准，并且逐步从胃肠道健康扩大到全身的整体健康。我们还根据积累多年的数据进行了便秘、腹泻、过敏、湿疹、自闭症等与肠道菌群相关的一些研究。

如果说人类的智慧中心在大脑，动力中心在心脏，那么我们的健康中心就在肠道，肠道菌群对于肠道健康乃至全身健康都有重要影响。每个人的肠道菌群，就像指纹一样各不相同。肠道菌群尽管与人体共生，但它并不由人体自身产生，而是从外界获得而来。孩子在出生过程中通过母亲产道、出生后的母乳喂养以及与家人的互动等多种方式，接触到很多细菌，这些细菌最终会根据不同孩子的肠道状况，定植于他们的肠道，形成影响孩子一生健康的肠道菌群。自然分娩、母乳喂养以及无化学消毒的清洁环境，都是帮助孩子建立健康肠道菌群的重要因素。肠道菌群检测则能够帮助我们更精准地调理孩子的肠道菌群，促进他们的肠道健康，使其茁壮成长。

我与热心肠先生有幸相识，也是缘起于肠道菌群检测，从此便有了越来越多的交流。通过热心肠这个平台，我有机会向很多科学家请教，了解到更多的基础科研成果，促进了我们的临床应用。当热心肠先生把"肠道科学与艺术"插画巡展的创意讲给我听的时候，我第一反应是觉得特别稀奇，马上就决定积极响应，要在我们诊所举办一场。因为肠道微生态看不见摸不着，但又与孩子健康息息相关，想让家长理解这个抽象的概念已经十分不易，更遑论去感受它在生命意义层面的大美。而这些插画以充满趣味和美感的方式来呈现肠道科学知识，我们结合这些画作再去进行科普讲解，帮助家长在欣赏美的同时形象地理解肠道微生态，从而更能自然而然地去遵循科学养育孩子的理念与方法。

展望未来，希望我们共同努力，从了解肠道微生态出发，去提高大众的科学认知水平，帮助更多家庭科学养育健康的下一代。

被肠道的魅力征服

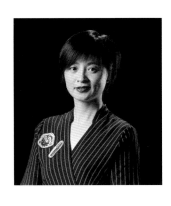

傅静远

荷兰格罗宁根大学医学中心系统医学教授

傅静远教授是人类肠道微生态研究领域杰出女性科学家。她致力于探索肠道菌群与宿主之间的相互作用，揭示肠道菌群对人体健康的影响，在《科学》（*Science*）、《自然》（*Nature*）、《细胞》（*Cell*）等顶级学术期刊持续发表高影响力的研究论文。她带领团队通过基于大数据的人群长期追踪研究（例如荷兰 Lifelines 项目），系统性地分析遗传、饮食、环境、肠道菌群及社会经济因素对人类疾病和生理的影响，取得了一系列重要研究成果，包括开创性地建立了"菌群指纹"的概念，为推动基于肠道菌群的精准医疗研究发展做出了突出贡献。

关于肠道的研究，是系统医学中非常重要的一部分，也是新近加入的一个部分。系统医学，顾名思义，是把人体作为一个整体的系统来考量，而不是头痛医头、脚痛医脚，主要侧重于研究如何能够整合身体的各个部分，从而了解人体的发病原因和发病概率，探索更好的医疗方式和预防措施。

我是误打误撞进入肠道领域的。在此之前，我已经从事了将近十年的遗传和基因组学研究。我在博士阶段研究的是植物基因学，2007 年毕业后，我希望自己的研究尽可能地更有意义，便转向了与医疗、医学关系更紧密的人类基因组和系统遗传学，并且成功申请到了荷兰科学研究组织"NWO 人才计划"的 Veni 项目。

2013 年，随着 Veni 项目结束，我在准备申请下一级的 Vidi 项目时，很为选题纠结。当时的系主任（现任格罗宁根大学校长）Cisca Wijmenga 教授就建议我选择肠道菌群。那时候正是"NIH 人类微生物组计划"取得一些突破的阶段，我所在学校的肠道研究也刚刚起步。老实说，这个建议让我更加纠结了。因为，在过去五年中，我刚完成了从植物基因组到人类基因组的跨界，才开始有了一定的研究基础，肠道对我则是又一个全新的领域，无论是从我个人的学术背景出发，还是单纯考虑项目申请的成功率，我都觉得这不像是一个明智的选择。

但是，因为 Cisca 是一位非常有远见的科学家，她的建议非常值得我认真考虑。我就去进行了一些相关研究，才知道研究肠道菌群的主流方法，已经从过去的细菌培养转变到了基因测序，而不管是人类的基因组测序，还是细菌的基因组测序，很多方法都是相通的，这才让一直在做基因研究的我有了一点儿信心。我想既然能从植物基因组学顺利跨界到人类基因组学，那么从人类基因组学转到人类宏基因组学，也是可以去尝试和挑战的。最终，我很幸运地申请到了

Vidi 项目，从此进入了肠道研究领域。2021 年，我又申请到了"NWO 人才计划"的第三级——Vici 项目，所以在未来的五六年间，肠道都将是我的主要研究方向。

我非常认同热心肠先生的一个说法，他说肠道是一个风情万种的领域。在我看来，肠道领域的魅力，可以总结为四点。

第一，这是一片未知的疆域，充满各种探索的可能性。过去用传统的方式培养细菌，受制于方法的局限，我们从不曾对肠道有非常全面的了解，而随着技术的发展，尤其是基因测序技术的飞跃，为肠道研究打开了一道新大门。

第二，这是一个跨界的领域，不同学科背景的人员汇聚在此，彼此学习，相互协作。尤为难得的是，在这个领域里还未存在强烈的固定思维，来自各个专业的研究人员充满了探索精神，可以从不同的角度去探索同一个问题、同一件事物，所以肠道领域虽处于初步的发展阶段，但却十分蓬勃兴旺。

第三，这也是一个更能与产业紧密结合的领域。我原来研究人类基因，无论对于精准医疗还是个体化医疗，基因与遗传都是非常核心的领域，可遗憾的是基因无法改变，但转到肠道领域就不一样了，肠道菌群是可以调整的，饮食、药物、粪菌移植等多种形式都是可调控它的因素，所以它是更接地气的，更能与健康产业、大众生活紧密结合。

第四，对肠道的研究，也令我突破了认知上的狭隘，拓展了对系统医学的理解，得以在更高的层面，用系统、整合的眼光来看待肠道与肠道菌群，乃至人体与生命。

荷兰科学研究组织是荷兰最重要的科学资助机构之一，它提供的"NWO 人才计划"，旨在为优秀的科研人员提供不同研究阶段的资助，分为 Veni、

Vidi 和 Vici 三个等级。这三个词，其实是借鉴了恺撒大帝的名言："我来，我见，我征服。"这个人才计划，不仅为我转入肠道研究提供了经费支持，也是我无心插柳转入肠道领域的过程写照：我来到了肠道领域，见识到这个领域的一些发展，希望将来能够通过大家共同的努力来征服它。但目前是我被肠道这个领域深深地吸引了，被它的魅力给征服了！

2015 年，我在心血管学科的顶尖杂志 *Circulation Research* 发表了第一篇关于肠道的学术文章，我绘制的插图和封面设计也同时被杂志社采用了。这篇文章于 2016 年被美国 *Time* 杂志收录进 TIME 100 New Health Discoveries: How the Latest Breakthroughs Affect Your Health and Wellness（百项改变人类健康和生活的最新科研突破）。这期 *Circulation Research* 的杂志封面，如今还被印制成大大的一幅图，挂在我们系里的墙上，并且也是我们肠道和心血管疾病项目网站的首页图片。这两件事对我来说都非常有意义，是一个里程碑性质的事件。

我一直认为，将科学与艺术相结合，用艺术的方式来表现研究成果，那将是更有趣也更有意义的事情。所以我不仅自己喜欢绘制插图，也经常鼓励我的学生们这样做，现在已经有多篇学生的设计被学术期刊采纳作为封面。这让我也觉得非常骄傲。

其实，科学并不代表枯燥和刻板，科学家也并不都是象牙塔里不解风情、不懂世事的"呆子"。音乐、绘画等各种形式，都可以用来展现科学的千姿万态。科研工作看似辛苦，其实它也有很多不同层面的魅力令人乐在其中。当我远在荷兰接收到"肠道科学与艺术"插画展、《肠·道》歌曲的相关消息时，我由衷地高兴与赞叹，这真是只有"热心肠"才能办到的跨界创意之举。

科学和艺术看似完全不搭界，但它们其实都需要创造力和开拓力。能将科学与艺术完美融为一体的大师，我想达·芬奇会是大家公认的一位。让我们都进入达·芬奇的世界，以艺术的形式来解读肠道科学，感受肠道科学的无穷魅力！

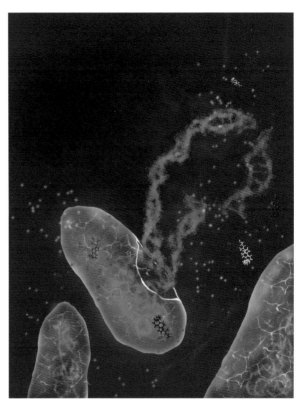

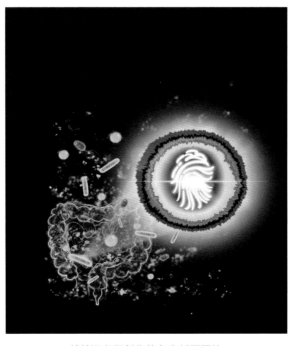

傅静远老师创作的杂志封面图片

与微生物朋友共享健康幸福人生

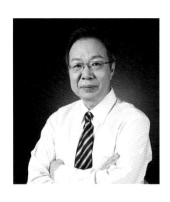

杨瑞馥

军事医学研究院微生物流行病研究所研究员
中国营养学会益生菌益生元与健康分会主任委员

杨瑞馥教授主要从事细菌基因组学、进化与致病机制、微生物法医学基础数据库和人体微生物组与健康的研究，在致病细菌学——尤其是鼠疫耶尔森氏菌的研究中取得突出成绩，受到国内外同行的广泛关注。他带领团队先后承担了国家 973 计划、863 计划、国家自然科学基金重大及重点项目、重大传染病防治重大专项等几十项课题，获得国家杰出青年科学基金资助，以及国家技术发明二等奖、军队科技进步一等奖等奖项荣誉。

2009 年，在与深圳华大基因合作研究细菌基因组进化时，我接触到欧盟的"MetaHIT（人类肠道宏基因组）计划"。随着对该领域的深入了解，我意识到微生物组学将迎来发展的黄金时期。我也领悟到微生物在自然界并非单打独斗，而是以群体形式生存。研究微生物组这个群体与人体共生共进化的生态关系，将会对人类健康和疾病的诊疗发挥革命性的促进作用。

在人体肠道内，微生物的数量之巨，远远超过地球上的人口数量，编码的基因也是人体基因的数百倍。肠道微生物的变化，与人体健康和疾病的发生发展息息相关。微生物个体都是独特的，在肠道内发挥着不一样的功能。虽然高通量基因测序技术已广泛用于微生物组的研究，但全面精准的微生物个体信息依然难以获得。我们就采取体外培养组学技术，力图尽可能多地培养出细菌个体。在对结肠癌患者肠黏膜表面细菌培养中，我们发现细菌的个体差异远超我们的想象，不由得对这一群虽肉眼不可见却在很大程度上主宰了人体健康与疾病的微生物心生敬畏。

人体自身的健康，不仅取决于父母遗传的躯体，还与这群与我们共生的微生物休戚相关。如果我们只自私地享受美食美酒，懒散不爱运动，忽略了看不见的这群"小朋友"，一旦它们生气了，不合拍了，一些疾病如糖尿病、高血压、心血管病等就会慢慢找上门来。如何伺候好与我们共享人生的这群"小家伙"，是每个关注自身健康的人都必须面对的问题。这个"肠道科学与艺术"科普插画展，从肠道的结构与功能，肠道微生物与膳食、人体免疫的相互作用，肠道微生物的影响因素等不同角度，以艺术的形式，通俗而全方位地展示了有关肠道微生物的前沿新知，帮助大众了解这群微生物"小朋友"在人体健康中不可替代的作用，从而能更加友好地对待它们，与它们和谐共处，共享健康幸福人生。

我与热心肠先生初次相遇在北京的一个小型学术研讨会上，对他创办的热心肠平台一直十分关注。"热心肠"系列自媒体从发布之初就牢牢吸引了我的目光，其中《热心肠日报》是我的每日必读。我经常在电脑桌面上同时打开多个窗口，浏览《热心肠日报》推荐的文章，及时便捷地了解微生物组研究的进展。尽管《热心肠日报》的每日更新隐隐给了我一种优秀文章阅读不过来的压力，但每天习惯性打开《热心肠日报》的那种愉悦感让这种压力瞬间就被释放了。此外，热心肠平台不定期推出的《肠·道》演讲，在不同城市巡回举行的"肠聚"活动，以及两年一次的中国肠道大会等，以专业严谨、真诚热情而又富有创意的方式，为广大肠道人搭建起交流与合作的良好平台。我们也因此成了共同推动中国微生物组领域进步的战友。

衷心期待热心肠研究院策划推出的"肠道科学与艺术"插画展，能够唤起大众的健康意识，增进对微生物的科学认知，做自己健康的第一责任人，为实现"健康中国 2030"目标积极贡献健康力量。

科研之路，乐在其中

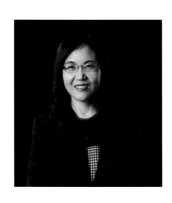

于君

香港中文大学卓敏内科及药物治疗学讲座教授
香港中文大学医学院助理院长
香港中文大学消化疾病研究所所长
消化疾病研究国家重点实验室主任

于君教授是我国肿瘤与肠道微生态研究领域的先驱和引领者。近 20 年来，她率领团队系统性地开展了消化系统肿瘤的机制和防治研究，特别关注肠道微生态在其中的作用和临床转化潜力，代表性成果包括揭示了结直肠癌的肠道微生态失调特征及其对癌症发生发展所起的作用，鉴定出可用于结直肠癌筛查诊断的微生物标志物，并探索了靶向肠道微生物的疾病干预策略。于君教授的研究对理解结肠癌、胃癌、非酒精脂肪肝等消化系统疾病的发病机制、诊断、治疗和预防均影响深远，屡获殊荣，获得了工程院光华工程科技奖、国家自然科学奖二等奖、国家科学技术进步奖二等奖、何梁何利基金科学与技术进步奖、美国胃肠病学会肿瘤研究导师奖、中华人民共和国教育部高等学校科学研究优秀成果奖一等奖等 30 余项重大奖项。

当我还在同济医科大学（现华中科技大学医学院）读书的时候，曾经的志向就是拿到医学博士学位以后，这辈子都不要再碰试管了。如今每念及此，都觉得有些不可思议。毕业二十多年来，我在科研的道路上不仅越走越远，还越来越有兴趣。究竟是在哪一刻，发生了怎样的转折，让我对医学科研燃起了不息的热情呢？

1998 年年初，我从北京大学附属人民医院消化科临床医生的岗位上离开，赴德国 Dresden Technical University 医学院做博士后工作，研究幽门螺杆菌与胃癌。从 1998 年 1 月到 1999 年 8 月，一年零八个月的时间，我在那里得到了系统而严谨的博士后培训。德国人的严谨作风对我影响甚深，如今我做任何事情的习惯，包括守时，就是那个时候培养起来的。在德国不到两年的时间，我就以第一作者的身份，在 *Gut* 和 *Cancer* 上发表了学术文章，并以第二作者的身份发表了数篇文章。过程虽然艰辛，但这段经历让我体验到了科研工作中那种发现问题、探索答案并被认可的满足感与价值感，我也因此找到了自己做科研的信心和兴趣。

1999 年的秋天，我去了香港中文大学医学院，师从沈祖尧教授，继续做有关幽门螺杆菌与胃癌研究的博士后工作。2002 年，我又前往澳大利亚悉尼大学深造，希望拓展科研的深度和广度。在悉尼大学的三年零八个月时间里，我作为高级研究员，开始有了自己的研究团队，在当时导师的带领下，主攻与肝癌和脂肪肝相关的课题。2005 年 8 月，我回到香港中文大学医学院。这个时候的香港，大肠癌的发病率比较高，所以我在继续研究胃癌、肝癌与脂肪肝的同时，又开始了对大肠癌的研究。

2013 年，我们建立了消化疾病研究国家重点实验室，针对大肠癌、肝癌、胃癌这三大肿瘤，集中开展基础医学、转化医学和临床应用等方面的研究，探索这三种消化道肿瘤发生的分子机制，找到有效的早期诊断和防治措施，以提升消化道肿瘤及其他消化道疾病的诊治水平。

从事基础科研，尽管漫长艰辛，但只要锲而不舍，终将有所收获。五百余篇 SCI 论文，就是二十余载科研生涯积淀出来的成果。2016 年，在沈祖尧院士的带领下，我作为第二完成人，凭借"大肠癌发生分子机制、早期预警、防治研究"项目，获颁国家自然科学二等奖，该研究历时十五年。2020 年，我作为第一完成人，凭借"非酒精性脂肪性肝病及相关肝癌自然史、发病机制、诊断和防治研究"项目，再度获颁国家自然科学二等奖，该研究历时十八年。2022 年又获得中国工程院光华工程科技奖。

曾经身为消化科临床医生的经历，使我的科研工作拥有一个始终未变的初衷，那就是要努力把研究成果从实验室推向临床应用。我们团队研发的肠癌和胃癌的分子标志物，已分别于 2018 年和 2020 年获得国家食品药品监督总局批准应用于临床检测。我们团队关于非酒精性脂肪性肝病 (Non-alcoholic fatty liver disease，简称 NAFLD) 的研究成果，已被纳入 14 部国际最具影响力的 NAFLD 预防及治疗指南，包括《亚太地区 NAFLD 的诊断、筛查、评估以及治疗指南》。

与临床工作相比，基础科研确实非常辛苦。临床工作有一种重复性，可以熟能生巧，但基础科研却需要不停接受新课题的挑战，就像爬山一样，群山连绵，永远有新的高峰在前方等待你去攀爬。这期间，会有无数次碰壁、失败、挫折，有时甚至因方向有误而需要从头来过。所以，兴趣和毅力为引领，过程即奖赏，"The journey is the reward"。如能享受探索的乐趣，科研的艰辛与寂寞就会减弱。

桃李不言，下自成蹊。在科研道路上，不同阶段的导师也给了我莫大的帮助。硕士导师王麟士教授会冒着瓢泼大雨，拄着拐棍，坚持提前 15 分钟出诊；博士导师张锦坤教授高瞻远瞩，知识渊博；德国导师 Bayerdörffer 教授深夜接机并为我准备好了一应物品；澳大利亚导师 Farrell 教授逐字逐句修改我的论文；博士后导师沈祖尧院士，冒着黑雨亲自开车，前来迎接第一次从德国赴港的我……这些前辈恩师不仅悉心指导我的学业，也用言传身教熏陶了我教书育人的高贵品德和待人处事之道，于方方面面引领和启发我，从一个初出茅庐的医学科研新人，快速成长为世界知名研究团队的学术带头人。

我也要衷心感谢热心肠先生和他创办的热心肠平台。与热心肠先生的相识，源于 2017 年的一次学术会议。后来便受邀参加了他创办的《肠·道》演讲，热心肠团队的专业、高效与创意在当时就给我留下了深刻印象。2018 年的中国肠道大会，我和团队也有幸受邀。现场十分震撼，组织有序，大咖云集，观者如潮，热情似火，最前沿的研究成果、最创新的理念在此汇聚，令参会者受益匪浅。几年下来，通过热心肠这个平台，我和团队所做的工作被越来越多的人了解，我们也因此结识了更多的朋友与合作伙伴。

2022 年 "5·29" 世界肠道健康日前夕，我收到热心肠研究院寄来的一本小册子，就是 "肠道科学与艺术" 插画巡展的先导图册，包含 110 幅精美的画作。特别是那些拟人化的细菌形象，实在太可爱！以艺术呈现科学，这样一种充满创意而又通俗易懂的形式，我相信可能会激起不少观众，尤其是年轻人，去了解更多肠道奥秘的兴趣。而兴趣，正是做科研和科普工作最好的引领。非常期待能在香港看到这个展出！

从知识重构走向菌群重构

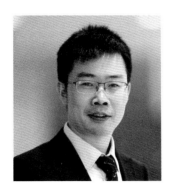

张发明

南京医科大学第二附属医院肠病中心主任
南京医科大学附属逸夫医院微生态治疗中心主任
南京医科大学整合肠病学重点实验室主任

张发明教授致力于肠道微生物组重建技术及理论研究，同时作为医生他也擅长复杂胃肠道疾病的诊疗。他是"洗涤菌群移植方法学南京共识"的牵头人，也是粪菌移植国际指南的专家组成员，为我国菌群移植领域的临床研究和转化应用做出了卓越贡献。从2012年起，他带领团队致力于研究并建设全球一流的菌群移植体系，发明了一系列设备、器械和技术。由他发起的中华粪菌库紧急救援计划和中国菌群移植平台，是全球最大的菌群移植中心之一，接诊患者不仅来自全国各地，也包括众多北美、欧洲慕名而来的病人。

2012年，我在美国约翰·霍普金斯医院参加了一场特殊的研究小组会，只有五六个人，大家边吃比萨边听一位医生讲述如何用粪便给人治病。当时，我没能吃完手中的比萨，但那次吃比萨的经历却让我非常难忘，这些信息强烈地冲击了我原有的知识结构。那是我第一次接触到粪菌移植，所用的方法十分简单、粗犷，取得的疗效却立竿见影。我本来是做内镜微创技术的，现在则被粪菌移植这个全新的领域深深吸引了。

早些年，我们承受了诸如哗众取宠、炒作、胡搞等不少的非议。的确，在当时我们也拿不出更多的令人不能质疑的证据，因为证据的产生也需要时间。即使我们做出点成绩，人家也不好意思来介绍。最艰难的时候，我也抑郁过，想过放弃，但最终还是扛了下来，持续不断地开展工作。

2014年4月，我们成功研制出世界上第一套智能化的粪菌分离系统。无论对我自己、我们团队，还是整个粪菌移植领域，我认为这都是非常重要的一步。如果不是这套系统的出现，就不可能有更多的医生愿意参与到这个领域来，很多病人就可能离开这个世界。所以，这套系统是一个物质技术基础，有了它的存在，才会有后续的研究发展，比如洗涤菌群移植、经内镜肠道植管技术等，也才有挽救病人生命的前提。从2014年至今，这套系统经过了多次升级，每一代都有新的功能在实现，变得越来越完善了。

这十年来，我最大的收获，就是踏踏实实地聚焦在了粪菌移植这个空白的、充满了可能性的领域里。我们的每一次探索，都是在往前走一步；而我们的每一点进步，都可能给更多的生命带来希望。十年的努力，我们不仅帮助了许多病人，还为中国乃至全世界的粪菌移植奠定了广泛使用的方法学基础——洗涤菌群移植技术体系，形成了洗涤菌群移植方法学南京共识。

人这一辈子，能够碰到一个契机，找到让自己的研究兴趣和社会需求相匹配的一个领域，是非常幸运的。而我何其有幸，抓住了这个机会！这是一个魅力无限的领域，我的生命也因它而更加有满足感与价值感。因为深受肠道菌群有机共生的启发，所以我特别愿意去做教育与传播的工作，去改变大家对粪菌移植的误解和偏见，从而促进各种合作。我与热心肠先生、热心肠研究院也因此结下了不解之缘。

大概是在2016年，我通过微博和灿辉（编者注：即热心肠先生）互粉，两人可谓"臭味相投"，都十分认同一个观点：这个领域需要有人执着地去做知识传播。后来我就邀请他到南京来参加我已经连续举办好几年的以肠道菌群为核心的全国整合肠病学会议。2017年，我们合作在南京举办第一次中国菌群移植大会。2018年，我们联合创始发起的中国肠道大会在北京国家会议中心举办。灿辉策划的《肠·道》系列演讲，我也有幸于2017年受邀参加第一期。灿辉在媒体传播、创意策划、平台搭建等方面都有非常优秀的能力，向全社会发出了强烈的"群体感应"信号，影响越来越多志同道合的朋友一起来参与肠道科学知识的传播与重构。

2022年的世界肠道健康日（5月29日），我们参加了热心肠研究院举办的"肠道科学与艺术"插画展。这个插画展体现了热心肠一如既往出众的创意能力和优秀的平台搭建能力。保护肠道健康，最首要的就是要通过各种各样的传播方式，来重构大众的知识结构，如果这方面的工作没有做到位，那么医生在后面需要做的工作就会越来越多，医生会越来越累，甚至越来越没有成就感。"肠道科学与艺术"插画展的普及教育有时候更容易产生令人刻骨铭心的效果。我相信它将和中国肠道大会一样，引领大众从知识重构走向菌群重构。

美哉"肠道" 美哉"细菌"

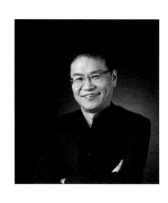

赵立平

美国新泽西州立罗格斯大学生物化学与微生物学系埃弗里芬腾冠名讲席教授（终身）
上海交通大学生命科学技术学院微生物学特聘教授
美国微生物科学院（AAM）院士
加拿大高等研究院（CIFAR）院士
美国胃肠病学会（AGA）《微生物组研究与教育中心》科学顾问

赵立平教授长期从事肠道微生物组与代谢健康研究，发现首例可以引起肥胖的人体肠道病菌；发展了以肠道菌群为靶点的肥胖症、糖尿病营养干预方案；建立了不依赖数据库的、基于生态功能群的微生物组数据挖掘新策略；围绕肠道菌群与肥胖、糖尿病、结肠癌、自闭症等疾病的关系，在 *Science*、*PNAS*、*ISME Journal*、*Nature Communications*、*Nature Reviews Microbiology* 等刊物发表论文 90 余篇。美国《科学》周刊对他的微生物组与中医药结合的研究工作做过专题报道。

当一页页翻看《生命母亲河：肠道科学与艺术插画集》的时候，我这个研究肠道菌群三十多年，自认为对任何与肠道有关的东西都已是见怪不惊的"老江湖"，却被这一篇篇文字和一幅幅图画深深地惊艳到了。

我把画集给很多朋友看，他们一个共同的反应是："肠道"和"细菌"这些令普通人常常感到羞于启齿甚至是害怕恐惧的东西，居然应该受到我们的崇敬和赞美？可以成为艺术灵感的源泉？这也太出乎意料了！

静下心来想一想，其实一点也不奇怪。这一切都是因为最近几十年的菌群科学研究的快速发展，让我们抹去了蒙在"肠道"和"细菌"上面的误解之尘，揭开了她们维护人体健康的神秘面纱。也就是说，是科学发现恢复了肠道和细菌本来的美丽面目，使她们成为我们应该崇敬和歌颂的对象。

的确，中医历来有"粪毒入血，百病蜂起"的说法。1908 年的诺贝尔奖获得者梅契尼科夫也最早提出，肠道中的有害细菌产生的毒素会加快人体衰老，令人生病。梅契尼科夫也最早提出向肠道内补充有益菌，可以压制有害菌，延缓衰老。这是益生菌产业发展的源头。但是，受技术发展水平的限制，一百多年来，肠道菌群的基础研究和产业化应用虽不断发展，却难以在主流医学界占据一席之地，对维护人类健康的贡献也很有限。

近二十年来，有三方面的技术发展为菌群研究带来突破性的进展，使这个领域进入科技最前沿，成为主流医学界关注的焦点，有望带来一场健康革命。

第一个方面，是菌群移植技术，指像移植器官一样，把菌群在不同个体之间进行转移。最近二十年的菌群移植研究发现，糖尿病人的菌群移植到无菌小鼠的肠道内，会令受体小鼠出现类似糖尿病的症状。抑郁病人的菌群移植到无菌小鼠，会引起小鼠的抑郁。

这些研究证明，病人的肠道菌群具有引起疾病的能力。现在，很多医院都在给病人做粪菌移植了，将健康人的粪便菌群移植给病人，会令很多疾病得到缓解，甚至可以治愈个别疾病。这说明，健康人的菌群可以像药物一样治疗疾病。

但是，肠道里面生活的细菌有成千上万种，哪些是有害的，会让我们生病？哪些是有益的，会维护我们的健康？这些问题如果不搞清楚，只是盲目地把健康人的粪便菌群一股脑移植给病人，不仅会有效果不稳定、不持久的问题，还会有少数病人在移植菌群以后出现感染甚至死亡的情况。这是因为每个人的肠道菌群里除了有益菌，还有有害菌。某些健康人肠道内的有害菌在免疫力低下的病人体内可能会引发感染，甚至危及生命。美国食品药品监督管理局（FDA）曾就病人接受菌群移植后死亡的事件发布过警告，应该受到大家的重视。为了推动菌群移植的临床应用，以 FDA 为代表的监管机构，设立了一个新的药物类别，叫"活菌生物治疗剂（Live Biotherapeutic Products, LBPs）"，也就是把健康人肠道里面的有益菌的身份鉴定清楚，再把它们分离培养出来，做成稳定的制剂给病人进行补充，这样就摆脱了粪便菌群中那些与效果无关甚至是有害的细菌，以保障临床使用的安全性和效果的一致性。

第二个方面，是二代测序技术和大数据挖掘技术，它们的发展和成熟是将肠道有益菌和有害菌"验明正身"所需要的另一个重大技术进步。现在的二代测序技术可以把一份菌群样品里面所有的 DNA 都测序；新的大数据挖掘技术可以把主要细菌的全基因组序列完整地拼接出来。大家知道，"人类基因组计划"的伟大成就就是将人的全部基因的序列测定了出来，为我们全面认识人的遗传特性和疾病的关系奠定了基础。当我们可以把肠道菌群的主要成员的基因组序列都能测定出来的时候，就能够准确地把握这些细菌的遗传特性，研究它们的生态行为，结合动物模型中的机制研究和临床验证，从而准确地识别出肠道里面的有益菌和有害菌。这种以基因组序列为分子标记的方法使有益菌和有害菌的识别和鉴定达到了前所未有的高度准确的水平，可以满足活菌药物研发和临床应用的需要。

第三个方面，则是菌群的营养支持技术。肠道是细菌的天堂，里面环境稳定，营养也非常丰富，因此，肠道中生长的细菌的细胞数量甚至可以超过人体自身的细胞数量。我们每天排出的粪便中有一半的重量来自细菌。这样算下来，一个人每年在肠道里培养好再排出体外的细菌的重量可以相当于自己的体重。因此，说每个人是一个"会走路的发酵罐"那是一点都不过分的。成千上万种细菌生活在我们的肠道里，每一种都需要不停地生长才能与排空之间达到平衡，维持一定的种群水平。有益菌和有害菌谁会占据生态优势，决定了菌群是一个维护健康的伙伴还是引起疾病的祸首。决定一种细菌能否成为肠道菌群中的生态优势菌，有两个关键因素。一个是在菌群发育的早期，这种细菌就要进入肠道，和免疫系统互相作用，令免疫系统对它产生耐受；产生耐受以后，免疫系统会认为这种细菌没有引起急性感染的能力，不需要过度防御，这样才能允许这种细菌在肠道里生长到很高的种群水平。另一个关键是这种细菌能得到充足的能源物质和其他营养，从而支撑它生长到在肠道内占据生态优势的程度。因此，在找到有益菌以后，需要研究清楚它们的营养需求，从而给予强有力的营养支持。当一个肠道菌群是以有益菌为优势菌的时候，我们就不用担心其中的有害菌会令我们得病的问题了。

因此，找到每个人肠道里天然存在的最关键的有益菌，了解清楚它们的营养需求，在对其基因组不断连续监测的情况下，使这样的有益菌成为每个人肠道里面的生态优势菌，不仅可以为人体提供维护免疫、代谢和心理稳态需要的有益物质，而且可以实现对有害菌的生态压制，令有害菌既能持续发挥"教育"和"警醒"免疫系统的作用，又不会过度繁殖来引发或者加重疾病。画集中以太极图为核心的作品，就非常形象地诠释了肠道中有害菌和有益菌的此消彼长，达成"生态平衡"的奇妙关系。

这样一个以有益菌为生态优势菌的肠道，如果建立并长久维持的话，对人的健康会有什么作用呢？我们在临床试验中将糖尿病人肠道中的有益菌大幅度升高成为生态优势菌，三个月的时间就可以观察到糖化血红蛋白水平的显著下降以及很多并发症指标的改善。我们将小鼠肠道中的有益菌升高成生态优势菌并维持一生，这些小鼠的代谢健康状况显著优于对照小鼠，寿命也比对照组延长 50%。这说明，一个有益菌占据生态优势地位的肠道菌群是令病人恢复健康的关键，也是我们每个人健康长寿的源泉，当然也是美丽的源泉。

因此，肠道菌群完全可能成为您身体里的"不老泉"，难道不值得崇敬和赞美吗？

灿辉的团队一直在孜孜不倦地通过科普推动中国肠道菌群的研究和应用，其影响越来越大，成就是有目共睹的。这次他们推出的《生命母亲河：肠道科学与艺术插画集》，以大众喜闻乐见的艺术形式诠释肠道菌群的神奇与美丽。感谢灿辉团队和所有的艺术家，为大众奉献了一份科普大餐。

我非常喜欢这本画集，时时翻看，不仅能感受其中的艺术之美，还会收获科学的灵感。

现郑重推荐给您，希望您也能喜欢。

人体微生物组：方法学跃迁带来的蓬勃发展

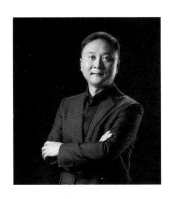

周宏伟

南方医科大学珠江医院检验医学部主任
南方医科大学微生态医学中心主任
南方医科大学珠江医院教授

周宏伟教授是国家杰出青年科学基金获得者，是我国人体微生物组研究领域中青年领军学者之一，在人体微生物组与重大慢病机制的研究上取得了一系列重大突破。他带领团队通过分析多种临床和社区人群样本，揭示了疾病关键菌谱的疾病特异性和地域依赖性，阐明了代谢性疾病的关键菌谱及其与生活方式对患病率的独立贡献，首次提出"一方水土养一方菌"的菌群地域性特征假说。他牵头建立中国临床微生态研究协作组（CALM），开展大规模多中心微生态临床研究，揭示中国人群多种重大疾病的关键微生态特征。近年来，他和团队在心血管疾病、妊娠期相关疾病和肝脏疾病等方向，开展了菌群与宿主相互作用的因果机制、患者队列随访以及干预转化研究，相关研究成果在《自然·医学》（*Nature Medicine*）等国际顶级学术期刊发表，得到国内外的广泛关注。

"Microbiome"应该翻译成什么样的中文名词？科学家们还在讨论，还有不同的见解。无论如何命名，它基于"biome（生物群落）"而来，指的是包括研究对象中的各类微生物（细菌、古细菌、真核微生物和病毒）及其基因组（基因），以及其周围环境在内的一个整体。人体微生物组，就是以人体的局部环境为一个整体，研究其中的微生物与微生物之间、微生物与宿主之间相互作用的一个新兴交叉领域。

最近二十年来，人体微生物组成为生物医学最为活跃的前沿领域之一。有一个有趣的现象，全世界不少从事人体微生物组研究的科学家，最初都是研究环境微生物组的，而我也正是其中之一，我的博士研究课题就是环境微生物。那时候研究环境微生物的方法，还是很传统的技术，研究进展多年来鲜有突破。

2008年，在一次培训学习中接触到二代高通量测序技术，我就想如果将这个新方法用于研究环境微生物组，也许能突破目前的困境。于是我很快就付诸行动，应用二代测序技术去观测不同环境中的微生物群落，有湖泊的，有海洋的，有潮间带的，有红树林的，也有红树林不同位置的，等等。样本采集的地理范围，既有很广的尺度，也有很细的尺度。当我做完了检测去观察结果时，发现这些样本之间的相似度可以与采集它们的地理位置对应起来，清晰地标在地图上——放在今天看大家也许觉得平常，但在十几年前这个结果却十分令人振奋。用传统研究工具，是很难观察到这个现象的。

2012年，这份工作成果以"Comparison of the Levels of Bacterial Diversity in Freshwater, Intertidal Wetland, and Marine Sediments by Using Millions of Illumina Tags"为题，发表在 *Applied and Environmental Microbiology*。这篇文章的影响力经久不衰，十来年过去了，每年还依然会被引用几十次，是我至今被引用次数最多的一篇论文。

通过这个工作，我强烈感觉到微生物组研究进入了一个全新的时代。作为研究对象的微生物组，它本身处于一个极为丰富复杂的维度，而过去的研究工具只能解析几个指标，实际上是在用一个低维的工具去研究一个高维的对象，这就好比盲人摸象，而且还是用一只小小的手去摸一只巨大的象。我们必须要用同样高维度的工具来研究微生物组这个复杂对象，二代测序技术就是这样一个工具，它能一次性分析成百上千个指标，能够清晰、可重现地解析微生物组，这就好比我们不再是闭着眼去摸象了，而是拿着一个哈哈镜去观察大象，虽然可能也只观察到了大象的一部分，但这一部分已经比之前大得多了。最近这些年，整个微生物组包括人体微生物组在内的研究进展很快，好像被打开了黑匣子，涌现众多突破性成果，二代测序技术就是打开这个黑匣子的关键密钥之一。

十余年来，我的研究对象从环境拓展到动物、人类的微生物组，基于二代测序技术的微生物组分析方法也被不断升级完善。2015年，我们与广东省公共卫生研究院马文军研究员团队合作，在广东省开展了迄今为止最大的人群肠道菌群与慢病项目——广东省肠道菌群计划（GGMP）。通过数据挖掘，我们发现区域因素对菌群的影响显著大于年龄、疾病、生活方式等其他因素，从而提出了建立复杂菌群认知和诊断模型的地域依赖性假说。用一句话来总结，就是"一方水土养一方人，也养一方菌"。2018年，这项研究成果以"Regional variation limits applications of healthy gut microbiome reference ranges and disease models"为题发表在 *Nature Medicine*。

尽管已经有了如此众多的发现，但关于人体微生物组的研究实际上还处于一个非常早期的阶段。肠道菌群在针对一些疾病的诊断与防治中展现出了巨大的标靶潜力，但仍然需要通过科学实证的方法来进一步证实。这是一个富有价值、值得期待的研究领域，与之相关的产业转化十分热门，但也容易产生虚火。我们首先要以开放包容的心态，来接纳这个领域里各种各样的声音，同时也一定要用科学实证的方法，来推动相关研究与产业的健康发展。

　　我和灿辉同为清华生物系的校友，彼此一见如故，兴趣相投。他创立的热心肠平台一直在推动肠道领域的科普工作，在研究者与公众之间起到了非常好的翻译与推广作用。这次由热心肠研究院发起的"肠道科学与艺术"插画巡展，我十分乐意参与。每一张作品都很精彩漂亮，把最新的科学知识和艺术有机地结合，以通俗易懂又美好的方式表达出来。当我在十八个插画主题中一眼发现"技术之光"这个词语的时候，就感到强烈的共鸣。技术的进步和方法学的跃迁，的确是这个领域蓬勃发展的核心推动力。我非常期待，这个插画展能够如愿落地百城，走遍中国，大力推动公众以更加科学的精神来理解肠道微生态这个新领域，从而提升个体的健康意识，也促进整个行业的健康发展。

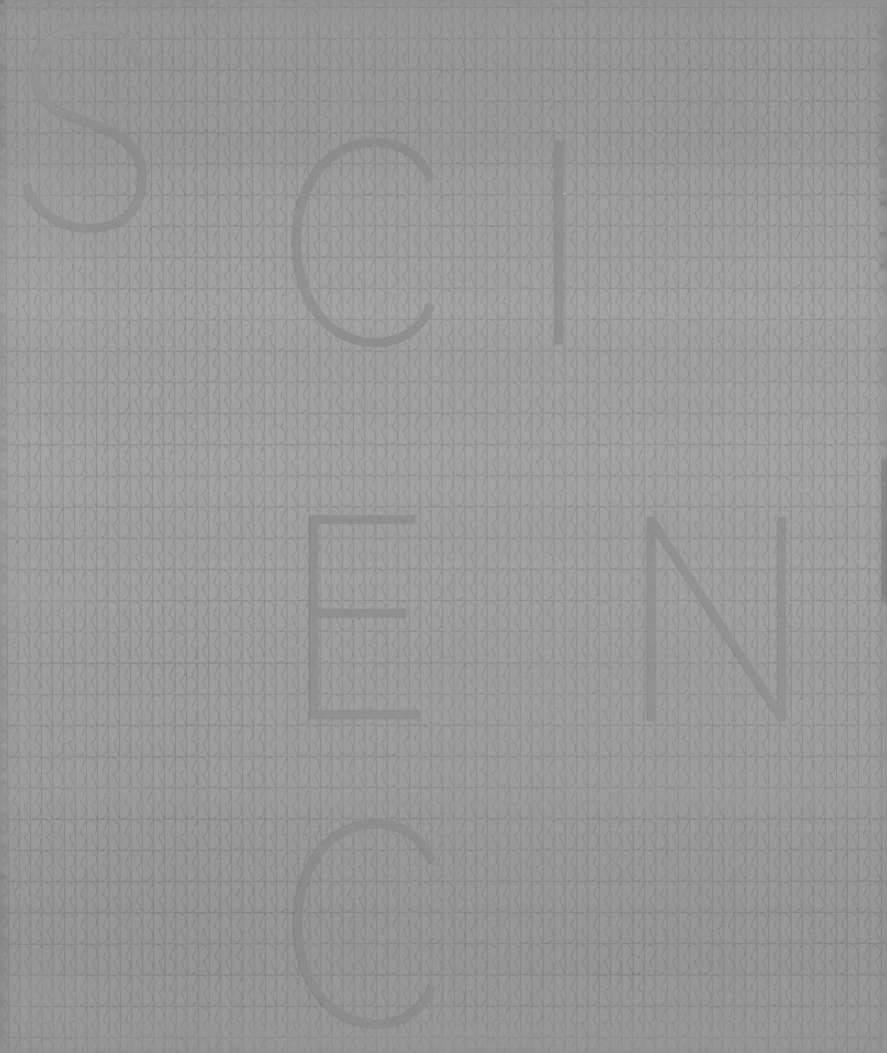

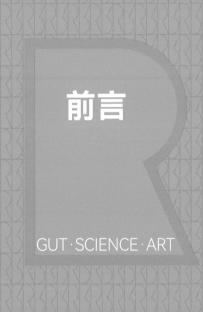

前言

GUT·SCIENCE·ART

致敬那些走过的路，遇见的人，经历的事

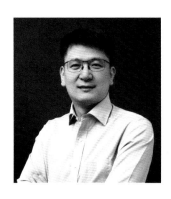

热心肠先生

本名蓝灿辉，清华大学生物系毕业。热心肠生物技术研究院创始人、中国生物物理学会肠道菌群分会副主任委员、《热心肠日报》创始主编、中国肠道大会创始发起人与执行主席、iMeta 期刊联合创办人。

一

2009 年 6 月 27 日晚上，北京，中国人民大学校内水穿石咖啡馆，一个小型校园音乐会上演。来自清华、人大、北理工等名校的歌手们，为现场几十位观众奉献了十几首精彩的原创歌曲，其中包括《努力工作不折腾》这本新书的主题歌《关于梦想》。

在此之前，正满怀热情经营着 T 恤定制公司的我，突发奇想做了一个叫 "No Z Turn（不折腾）" 的原创品牌。我带着设计师创作了一批插画，准备印在 T 恤上售卖。当时在商业经营上还很稚嫩的我，策划要出一本书并写一首歌，以期为自己的 T 恤品牌造势，增加卖点。

租给我们办公室的房东是图书出版界的大咖，在他的帮助下，我们组织编写团队很快完成了书稿，并且联系到石油工业出版社，《努力工作不折腾》这本书因此顺利面世。我在经营上一个创业项目（一家图文广告公司）时的客户，来自清华材料系的 "十佳校园歌手" 李大龙师弟，则帮我找到专业的音乐人，为这本书创作了《关于梦想》这首跟 "不折腾" 有关的主题歌。

当时我未承想，13 年之后的 2022 年，在我把新公司的办公室搬到石油工业出版社隔壁 3 年后，会再次拨通一直在出版社工作的王昕老师的电话，请她参谋是否可以为我们在 "5·29" 世界肠道健康日推出的 "肠道科学与艺术" 插画展出版一本画集，最终如愿以偿；而李大龙师弟也再次被我请出，在我想做几首关于肠道的歌曲时，给予了真诚的建议和指导。

二

2013 年 5 月 18 日晚上，北京，中钢大厦八楼江南赋餐厅，一场别开生面的婚礼正在举办，而它同时又是一场独特的演唱会。又是李大龙师弟帮我张罗，他邀请了好几位清华十佳校园歌手，加上活跃在水木清华 BBS 卡拉 OK 版（K 版）的几位高手，完美演绎了这场充满创意而又温馨十足的演唱会。遵从大龙师弟的建议，我请来了亲弟弟、大学同学与合伙人，我爱人则请来了闺蜜，大家一起开怀欢唱，让这场婚礼和演唱会更加令人刻骨铭心。

彼时，我的 T 恤定制公司还算人才济济、风生水起，其中就有毕业于中央美术学院的王云飞老师，他作为合伙人及设计总监，为众多客户设计了风格各异的 T 恤图案。而他更绝的手艺是自创的线圈画——在电脑手写板上，用细细的线条一笔笔勾画出主题、色彩和意境都极其惊艳的作品。我的婚礼主视觉也是由云飞操刀，超高的颜值被众多亲友津津乐道。

翌年，T 恤定制公司的经营陷入困境，我极度不舍地让云飞和几位设计师及 IT 同事，与一个儿童科普教育团队进行整合，我也在这个团队里做了三个月的 COO。2014 年年底，为了继续给留在 T 恤定制公司的 4 位 IT 小伙伴寻找出路，也为了重拾我的生命科学理想，我最终选择了肠道健康这个全新的方向再度创业。

当时我未承想，7 年之后的 2022 年，我和云飞会再次携手，请他组织分布在全国各地的 30 多位优秀插画师，与热心肠的专业团队精诚合作，高水平地完成了这次插画展的绘制工作。

三

2017 年 12 月 2 日下午，上海，中樱桃剧场演播大厅，《肠·道》演讲第二站正式录制，座无虚席。当天的讲者，有来自南方医科大学的陈烨教授、中科院微生物所的王军教授、北京协和医院的章蓉娅医生，以及就读于重庆医科大学的肖洒博士、就读于中国农业大学的武玉钦硕士。令人惊喜的是，当时还在纽约大学任职的 Martin J.Blaser 教授和他的夫人 Maria Gloria Dominguez 教授也来到了现场，Martin 教授特别分享了 "Our Missing Microbes" 这个热门话题。

在此之前，Martin 教授于 2015 年出版的著作——

《消失的微生物》已风靡美国，由傅贺博士翻译的中译本也于 2016 年面世。通过这本书，中国读者可以充分地认识到，剖腹产、抗生素以及过早的奶粉喂养，会让本应定植在儿童体内的众多有益微生物消失，并带来长期的负面效应。

早在 2016 年，Martin 教授访问中国的前一年，我便在公众号上大力推荐了《消失的微生物》这本书。这引起了毕业于北京大学、当时正在做"读书人"APP 的张鹿老师的关注。张老师顺着我的文章，加了我的微信，并请我去录制了关于这本书的讲解视频，一共 50 分钟，分成了三集在"读书人"APP 里发布。

当时我未承想，5 年之后的 2021 年年底，突然有一天，张鹿老师在微信上给我发消息，说一位北大毕业的女生在关注益生菌，希望能够认识并且采访我。于是我就这样遇到了毕业于北京大学中文系的文雯老师，更加巧合的是，她跟我一样都是 1998 年的本科生。

2022 年的春天，文雯老师正式加入了热心肠团队，负责出版事务。在这本画集中，每一幅画的注解，是她在充分理解科学背景与艺术构思之后的妙笔生花；18 篇主题文字和相应的视频脚本，则是她在我这个理科生的生硬草稿之上的精心打磨。

四

当然，这本画集更是热心肠团队作战的成果。除了我以外，热心肠内容中心总编辑、毕业于北京大学医学部的王欣博士，热心肠首席科学家、《热心肠日报》总编、毕业于清华大学生物系和加拿大多伦多大学的李丹宜博士，《肠道产业》主编、目前在浙江大学攻读博士学位的蒋刘一琦同学，一起用专业、严谨的态度和方法支撑了插画与文稿创作的全过程。从草图到成稿，王欣博士高效率地组织了一轮又一轮的科学审核，无一缺漏；李丹宜博士则承担了审核重任，确保每一幅画既有艺术上的创意又不失科学上的严谨。在书稿的编写过程中，三位博士也贡献了高质量的文字和三轮精细的审校，使书稿的内容更加饱满出色。

文科生和理科生，就这样联手创造了这次画展与这本画集，令人惊喜，而又水到渠成。

其实，还有更惊喜而奇妙的故事：文雯老师曾经与知名音乐人、跨界艺术家、《梦里水乡》《你的柔情我永远不懂》等经典歌曲的作者洛兵老师有过合作，洛兵老师为《飞鸟集》《先知》这两本不朽的诗集绘制了插画，文雯老师正是这两本诗集绘本的策划编辑。在我们为有关肠道健康的歌曲寻找音乐创作者的时候，她便推荐了洛兵老师。没想到，我与洛兵老师相谈甚欢，邀歌成功。经过三个月的共同努力，大家听到了《肠·道》，也听到了致敬后生元产业的《后生可畏》。

五

回望那些走过的路、遇见的人、经历的事，我总能感受到自己不愿走寻常路的渴望，因此常常心有忐忑；我也总能感受到这一路所遇的善意与温暖，因此常常满怀感激。我曾经是一个生命科学的"叛徒"，当我"迷途知返"的时候，正因为有一个个伙伴的不离不弃，一个个贵人的鼎力相助，才能将热心肠打造成为今天的模样。我一直以来想做一本生动、有趣、易懂的科普画集的心愿，也终于得以实现。

人们常说努力的人是幸运的。我称不上太努力，但绝对幸运。我必须要感谢每一位长期关心和支持热心肠发展的读者、专家、合作伙伴以及投资人，是你们让热心肠变得更好。

感谢全国百余家机构积极参与本次插画展，感谢陈烨、崔玉涛、傅静远、杨瑞馥、于君、张发明、赵立平、周宏伟等 8 位老师为本书倾情作序，感谢王云飞老师和插画团队的奇思妙想，感谢李大龙师弟对我的真诚启发，感谢洛兵老师的音乐创作，感谢石油工业出版社的大力支持，感谢热心肠小伙伴们的坚持不懈和辛勤努力。

感谢与这本书有缘的每一位读者，希望你们能喜欢。

目录
Contents

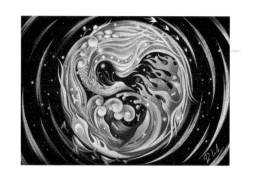

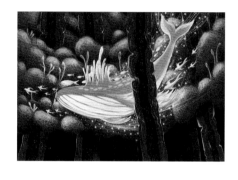

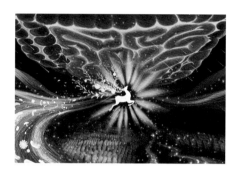

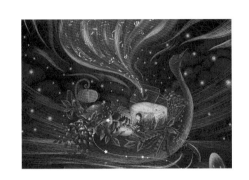
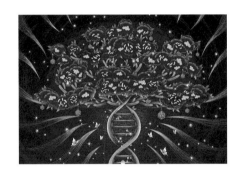
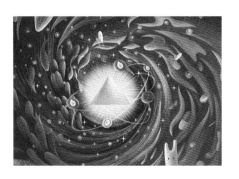

01
万物皆生态

　　浩瀚宇宙之中，太阳系不过沧海一粟，而相对于地球，它则是庞大无比的一个生态系统。太阳的质量巨大，并源源不断输出能量，支撑起行星、卫星和其他天体的运转，谱画出一幅壮丽无边的星系图景。

　　受惠于太阳的恩泽，我们赖以生存的地球也产生了自己美妙而神奇的生态系统。大约 35 亿年前，地球上出现了原始的生命。在漫长的演化过程中，不同的生命形式不断涌现，形成了如今庞大、复杂、生机盎然的地球生态系统。动物、植物、微生物是其中的主角，它们存在于湖泊、海洋、森林、草原、沙漠等自然生态系统里，也存在于城市、乡村、矿区甚至宇宙飞船等人工生态系统里；它们之间充满合作与竞争，相爱也相杀，但在一个健康的地球生态系统里，相生相伴、休戚与共才是永恒的主题。

　　如同地球一样，每一种复杂的生命体，不论植物还是动物，也都在演化过程中产生了自身独有的生态系统，与细菌、真菌、古菌、病毒等多种多样的微生物形成了亲密的共生关系。人类亦是如此。在我们身体的表面与内部，从皮肤到口腔、呼吸道、消化道、生殖道，甚至一些此前认为无菌的部位，都有微生物的踪影。据估算，一个健康成人身体里可能栖息着约 40 万亿个细菌，数量如此之巨，甚至超过了我们自身的细胞数目。

　　可千万不能小看了这些微生物！它们参与调节我们的消化、代谢、免疫、内分泌甚至神经活动等许多生理功能，对全身的健康和疾病有着巨大而深远的影响。越来越多的研究表明，由共生微生物组成的人体微观生态系统，不仅可作为健康的"晴雨表"，还可能是一些疾病的诱因和推手。

在我们的传统文化中，乾为天，至刚至阳；坤为地，至柔至阴；乾坤，可以用来指称阴阳平衡、天地和谐的世界。我们生活的宏观世界，因为有了地球生态系统的平衡稳定，所以才有万物的欣欣向荣、繁荣不息。在我们肠道内的微观世界，也需要一个健康平衡的微生态系统。所以说，万物皆生态，肠里有乾坤。

正如《肠·道》歌词所唱，"重重叠叠的柔软深处，亿万个生灵在为你操劳"。在我们的肠道内，存在着成百上千种微生物组成的微生态系统，它具有治愈的魔法，复杂又精妙；它为生命赋能，任重而不言。

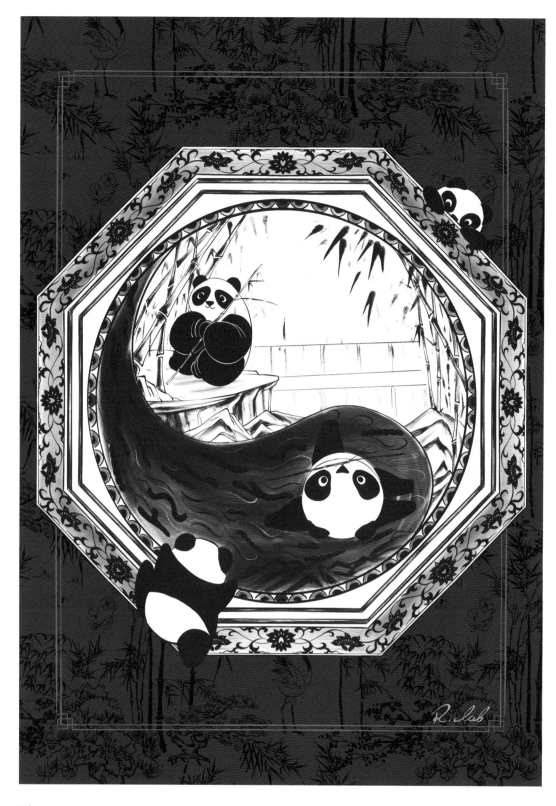

融

万物皆生态，和谐共生是永恒的主题。作品巧妙又自然地融合了青花瓷、熊猫、墨竹、太极图、八卦藻井等中国风元素，表现"天人合一"、万物和谐相融的传统哲学理念。

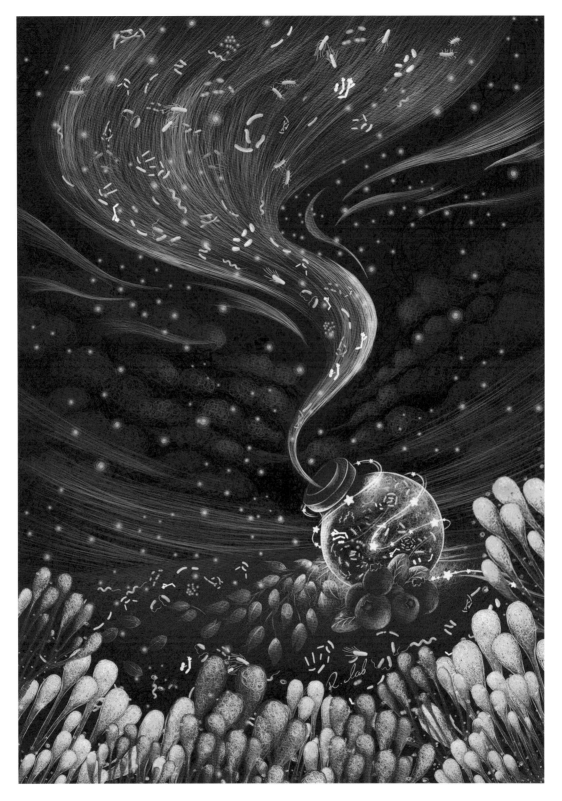

神奇瓶子

肠道里的透明瓶子闪闪发亮，一道光芒携大量的共生菌，自瓶口涌出，化作漫天极光；形似肠绒毛的草丛，以谷物、蓝莓为代表的健康食物，簇拥在瓶子周边。这如梦似幻的唯美画面，表达的正是肠道内的微生态系统。在健康食物的滋养下，我们拥有健康的肠道微生态系统，也就拥有了健康的身体，拥有了美好的生命体验。

扫一扫长"肠"识

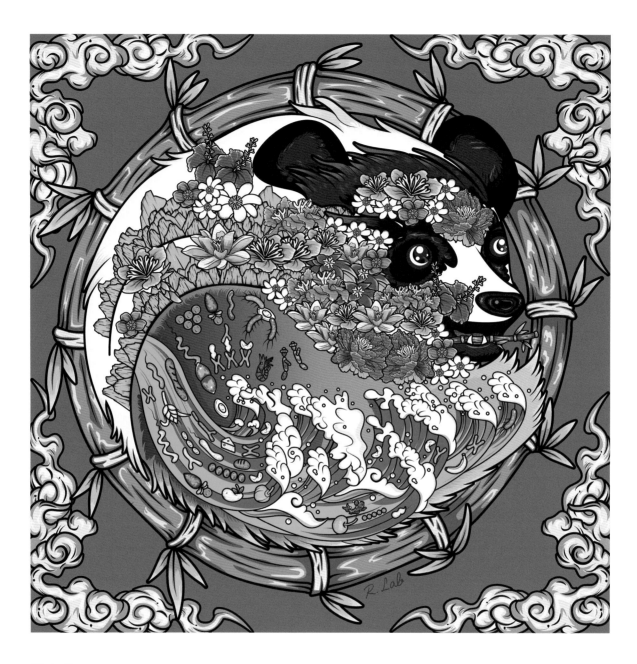

天人合一

连绵的山脉和喜阳花卉组成了阳面，海浪和谷物、果蔬、鱼虾等健康食物以及各种微生物组成了阴面，二者合成一只太极熊猫，寓意阴阳平衡，宏观生态系统与微观生态系统的和谐共生。

扫一扫长"肠"识

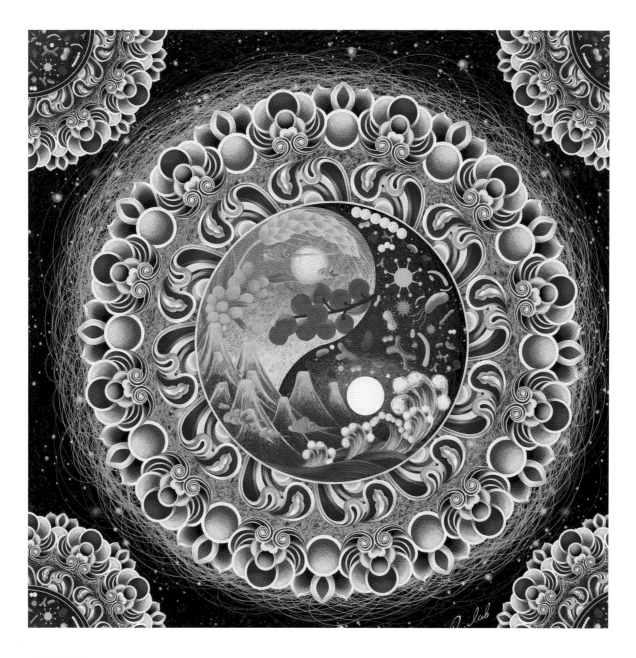

莲花藻井

作品仿照敦煌大莲花藻井样式，大莲花的花心为橙蓝两色太极图，阳面以麦子、沙棘、红醋栗等暖色元素为主，阴面以细菌培养皿和微生物为主，四角花心也是微生物培养皿。特别参考北宋著名画家王希孟的《千里江山图》的笔法绘制的山脉，连接起阴面与阳面，以此寓意从宏观自然生态到微生物世界的和谐统一。

扫一扫长"肠"识

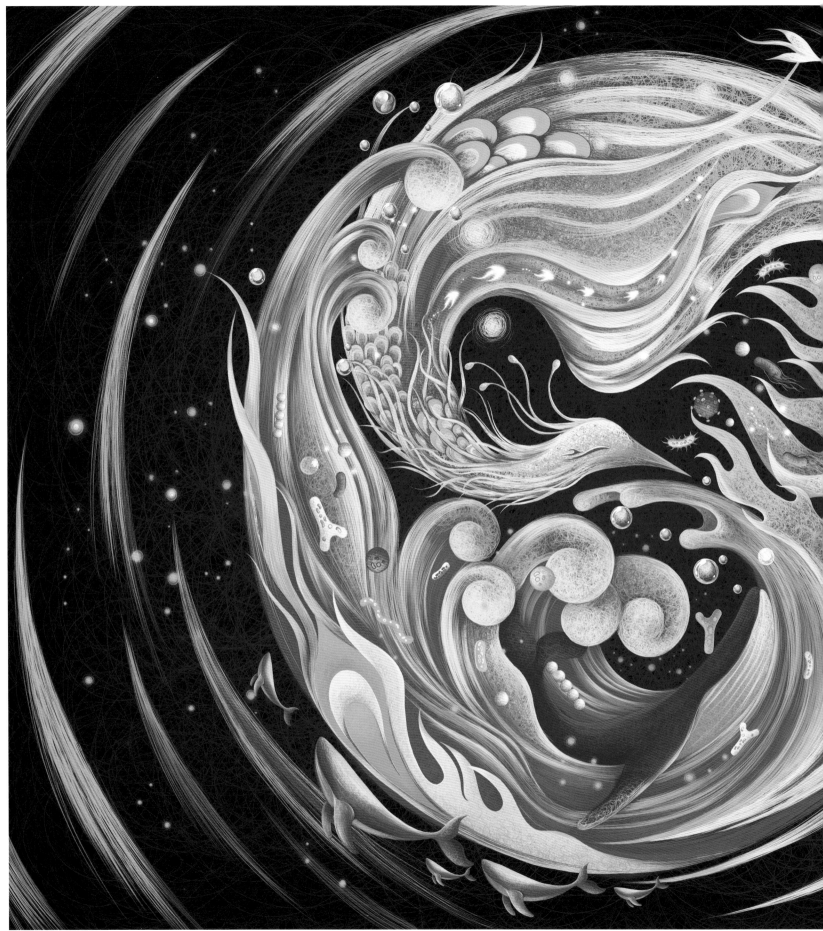

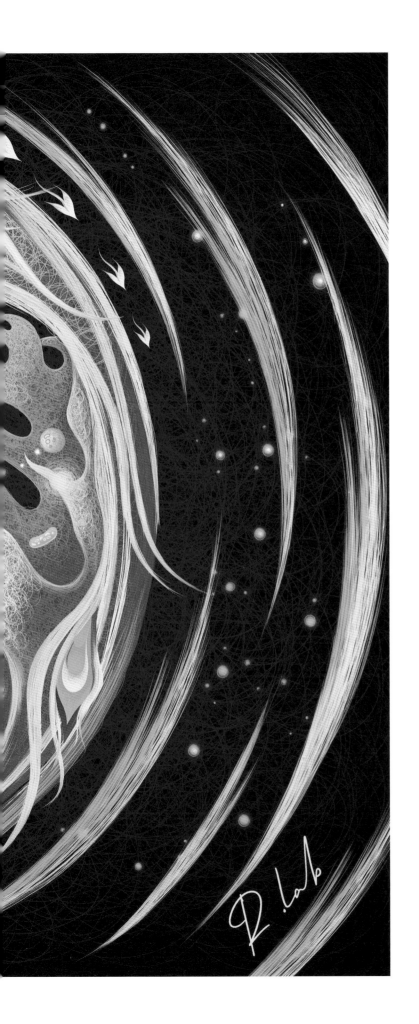

肠里有乾坤

彩色线圈抽象表达出肠腔形状，引导观众的视线进入肠内世界。凤凰与鲸鱼，烈焰与海水，交融成一幅太极图，各种微生物穿插其间，寓意和谐平衡的肠道微生态。

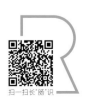

扫一扫长"肠"识

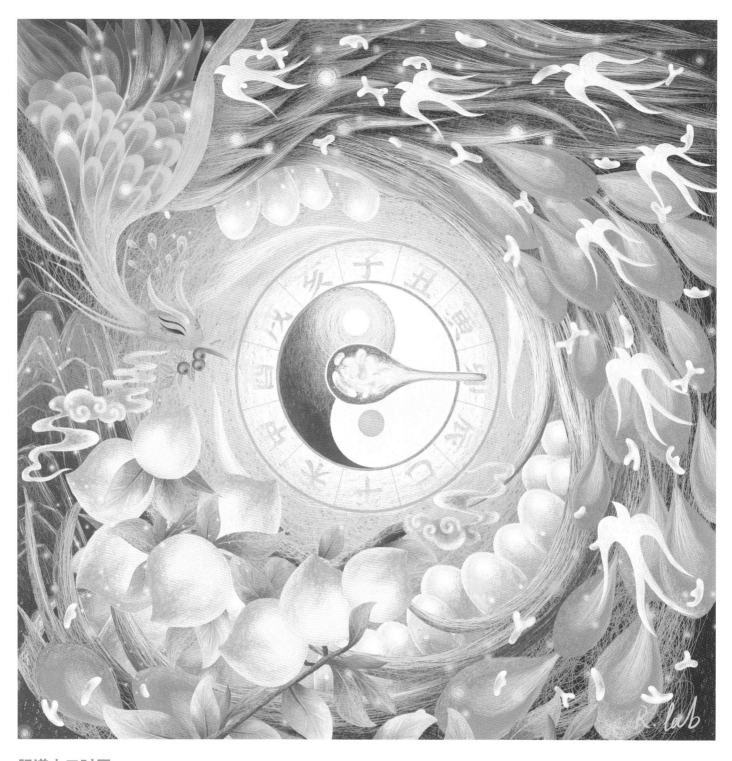

肠道十二时辰

作品以百鸟朝凤为主体造型，凤凰的灵动身姿由肠腔抽象而来，百鸟与各种有益菌则一起随凤凰律动飞扬。画面中心是一只特别的时钟，表盘是太极图，刻度是十二时辰，指针则是一只盛满微生物的司南，寓意肠道需要遵循自己的生物钟去工作，肠道里的微生态也有自己的节律。祥云与果实累累的桃枝簇拥在时钟的前方，蕴含着健康长寿的吉祥美意。

扫一扫长"肠"识

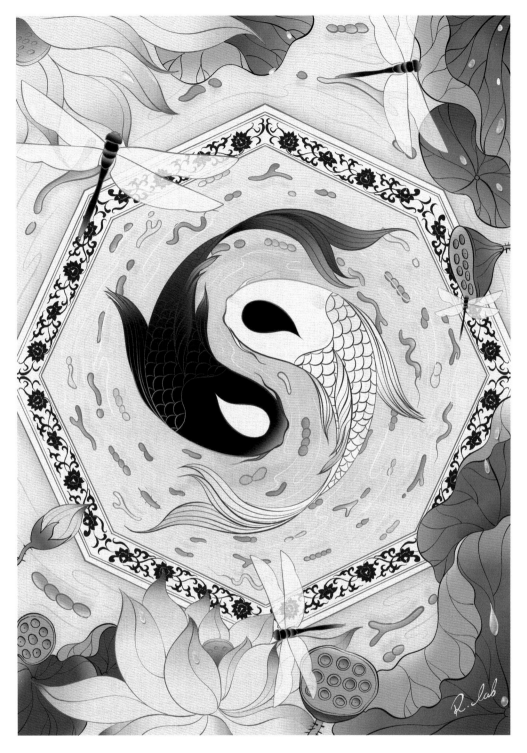

鱼戏

画面采用汉乐府民歌"鱼戏莲叶间"的意境，辅以太极图、青花瓷等中国风元素，以双歧杆菌、乳酸杆菌等共生菌为代表的微生物，与一黑一白形似太极图的鱼儿一起畅游水中，展现从宏观世界到微观世界，天地万物的和谐共生。

扫一扫长"肠"识

02

人体母亲河

"它是生命的母亲河，蜿蜒曲折，弯弯绕绕"，《肠·道》这首歌，第一句就用了大家耳熟能详的一个比喻——母亲河，立刻使肠道的重要性不言自明。而这个比喻，并非灵光一闪的结果，它的来历勾连着一段难忘的回忆。

2017年6月18日，北京，清华园。清华大学蒙民伟楼报告厅人头攒动，由热心肠研究院策划，致敬TED演讲的《肠·道》演讲揭幕式如约而至。上午彩排场和下午正式录制场都座无虚席。中国著名的消化科专家杨云生教授也参加了那场活动，并奉献了《生命的母亲河》这一经典演讲。

杨教授学养深厚，金句频出：

"消化道正是我们自己身体里真正的母亲河，黄河和长江还在外面，还离我们有着很远很远的距离。如果河水没有进入我们自己这一条母亲河，那么外面的这条母亲河，对我们来说应该是没有多大的意义。"

"我们把我们自己不知道的东西摄入了进去，污染了或者是超负荷对待了我们自己的这条母亲河，当然它就要出现问题。这个问题是什么？当然就是健康的代价、疾病的代价。"

"那么要做好预防疾病这项工作，就是要管理好我们的肠道，保护好我们每一个人自己真正的母亲河。这件事比我们保卫黄河、保卫长江更重要、更艰巨。"

7000多字的演讲，字字句句都掷地有声，提醒我们要关注肠道健康。杨教授关于"肠道是人体母亲河"的比喻也因此不胫而走。

细究起来，"母亲河"的比喻，可不是科学家随随便便就赋予肠道的。

　　从生命进化的角度看，包含肠道在内的消化道，是复杂的多细胞生物中最早出现的器官，只有首先满足了营养的消化吸收这个基础需求，生命才能不断进化出其他组织器官。

　　从生物学功能的角度看，肠道也是维持人体健康的重要基石。它不仅为其他器官的正常运转提供必需的营养和能源，本身也是重要的免疫、内分泌和神经器官，对维持和调节全身的机能发挥多方面的关键作用。

　　肠道还为人体最大、最复杂的微生物群落提供了栖息地，这些肠道微生物也通过多种方式，对人体健康施加无形的影响。

　　由此看来，肠道的母亲河之誉，实非虚名。

　　大地上的母亲河，日夜兼程，滋养万物，守护文明，历经岁月沧桑风云激荡。而肠道这条人体内的母亲河，也昼夜不息，任劳任怨，为生命赋能，为健康护航，对我们有大爱而不言。无论大地上的母亲河，还是人体内的母亲河，都需要我们去更多地了解，更加地爱护！

　　如此，才有美丽中国，健康中国！

人体母亲河

蓝色河流与深棕色祥云纹，组成大肠与小肠的抽象画面。河流绕经山脉，最终汇聚至莲花香炉中。山脉为自然，莲花是吾身；河流滋养了自然大地，肠道则滋养了我们的身体。自莲花香炉中徐徐升起的云烟，幻化成象征长寿的仙鹤。画面最上方的月轨代表了时间，我们体内的肠道日夜运转，正如大地上母亲河的川流不息。

扫一扫长"肠"识

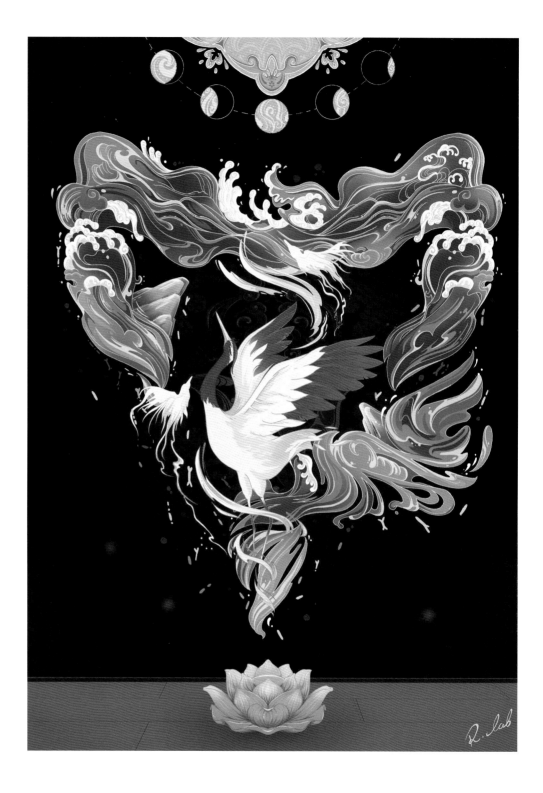

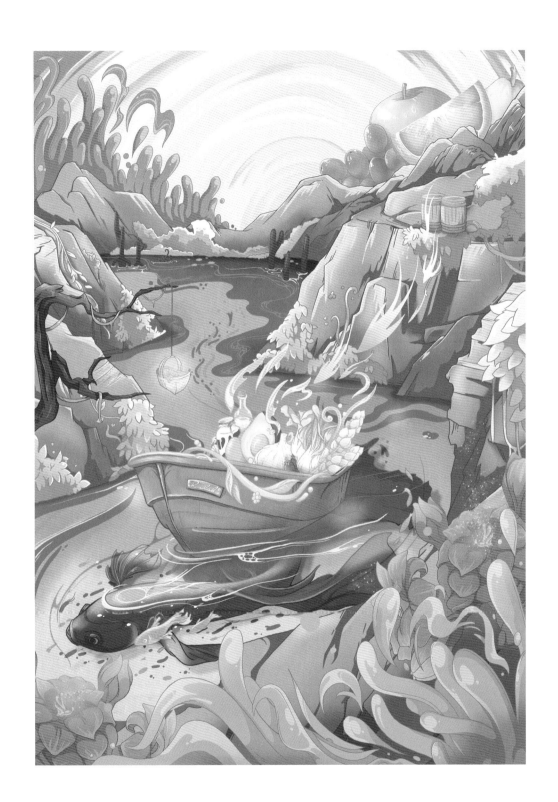

食物的漫游

粉色天空，造型恰如肠道的横截剖面。蜿蜒的河流，是艺术家想象中的肠道。沿岸摇曳的红水草，有肠绒毛的模样。点缀其间的红色长寿花，是关于健康的隐喻。河流深处，形似树苗的双歧杆菌和乳酸杆菌，代表健康的肠道微生态系统。满载蔬菜、水果、谷物、牛奶的小船顺流而下，鱼儿在水中漫游，橙子、葡萄、苹果等待在峡谷的远方……这是多元丰富的食物在人体母亲河中的漫游，也是肠道在为我们吸收各种营养与能量。

扫一扫长"肠"识

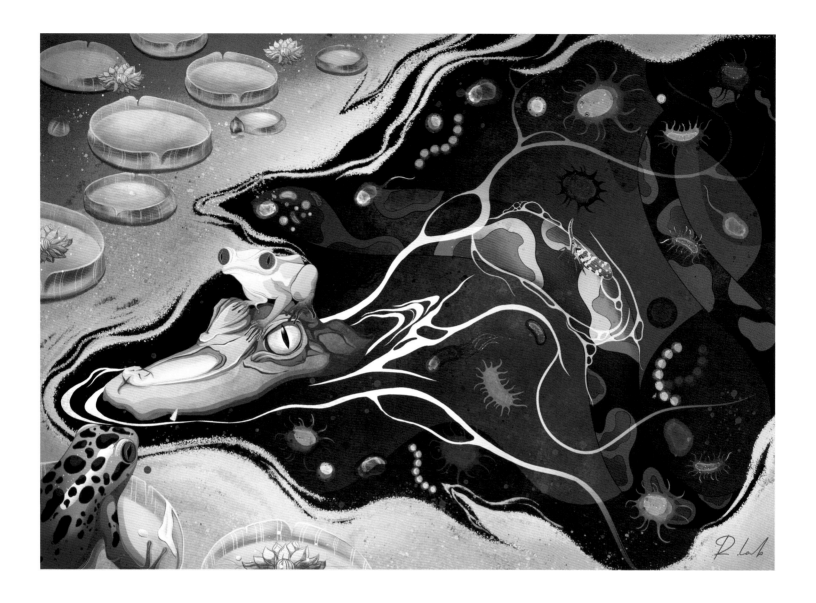

亚马孙的危机

亚马孙河是世界上流量最大、流域面积最广、生态系统最多样化的河流。我们的肠道就好比这样一条河流，拥有最庞大复杂的微生态系统，对全身的健康都有巨大而深远的影响。如果不爱护好肠道，那么我们的健康也将会像亚马孙河流域一样危机四伏。不健康的饮食和生活方式，可能就会让"肠道河流"里充斥着森蚺、箭毒蛙、凯门鳄等危险动物，它们暗中潜伏，伺机吞噬我们的健康。

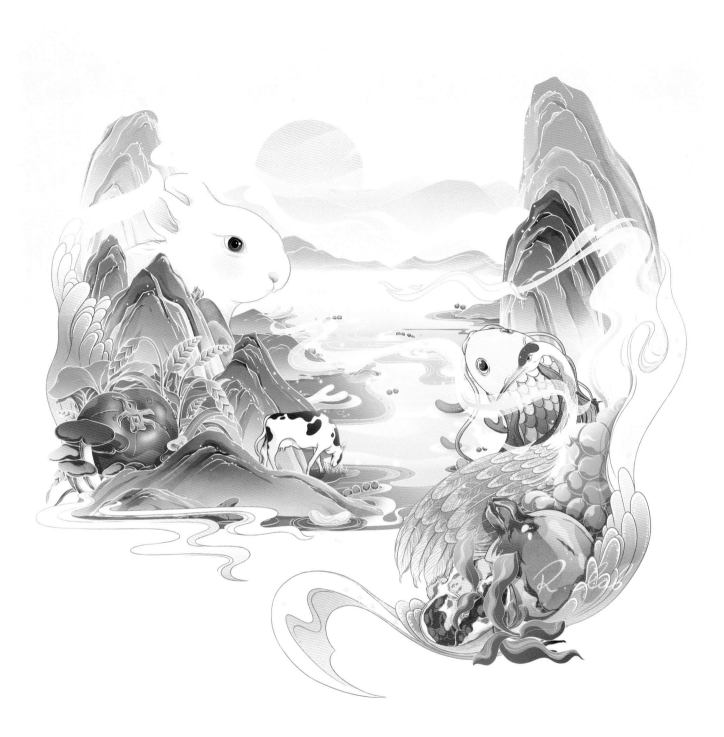

千里江山

肠道从各种蔬果、谷物、鱼肉等健康食物中汲取养分，供给全身的需要，就如这一湾碧水，哺育了千里江山。

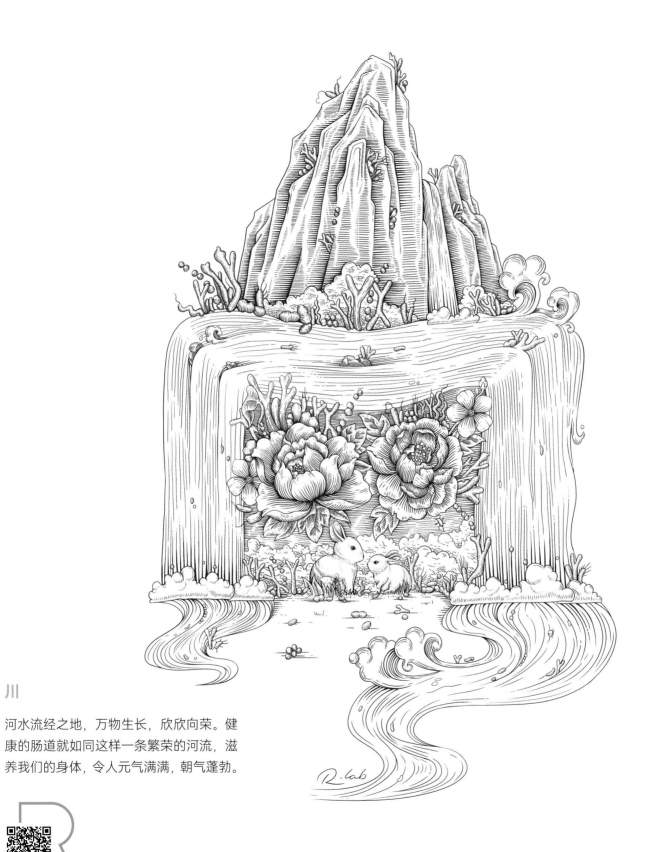

川

河水流经之地，万物生长，欣欣向荣。健康的肠道就如同这样一条繁荣的河流，滋养我们的身体，令人元气满满，朝气蓬勃。

扫一扫长"肠"识

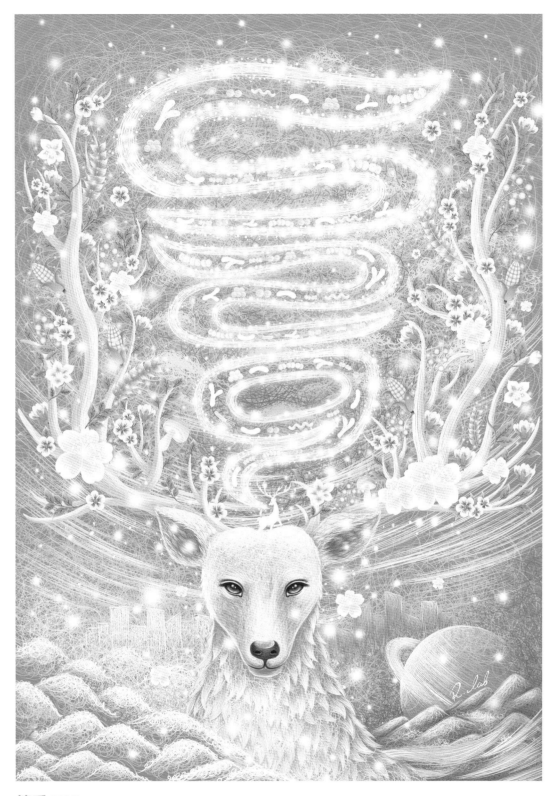

情系 529

这是专门为"5·29"世界肠道健康日而作的一幅主题插画。作品的主角是一头美丽的银鹿，目光安详平和，鹿角挂满鲜花。在银鹿身后（或头顶），蜿蜒而下的，是河流，是肠道，也是"529"。爱护好肠道这条人体母亲河，才能拥有健康的身体与美好的生活。"5·29"世界肠道健康日，是提醒也是号召：爱护人体母亲河，快快行动起来吧！

扫一扫长"肠"识

03

护肠第一关

1683 年，荷兰人列文虎克利用他发明的显微镜，在自己的牙垢中，第一次观察到了口腔微生物的存在，标志着人类对口腔健康的认识进入了新时代。

现代的口腔研究者，慢慢也把口腔健康和全身系统疾病联系在一起。正如北京大学口腔医院微生物平台负责人陈峰教授所言："口腔作为消化道的起始，连接着呼吸系统、消化系统，以及外界环境。这样重要的一个场所，也是病原细菌和有毒物质进入人体的一个门户。"

一方面，口腔是进食的入口，如果饮食出了问题——不论是含有有害、有毒成分，还是营养质量低下——都会损害消化道和全身的健康，甚至威胁生命安全。

另一方面，口腔是人体内仅次于消化道的第二大微生物群落栖息地，有研究提示，可能有超过 700 种的微生物定植在这里。随着饮水、进食和吞咽唾液，口腔中的微生物也被源源不断地输送到胃肠道中。如果口腔中发生微生态失衡，就可能成为有害或致病微生物的储存库，一旦这些坏分子"顺流而下"并在肠道"定居"下来，或者通过黏膜上的伤口进入血液，就可能对肠道乃至全身造成威胁。

此外，导致牙周炎的致病菌可以利用炎症微环境来壮大自身，从而与牙周炎形成恶性循环。当牙周炎组织中的促炎免疫细胞向其他组织器官迁移时，可能将炎症"小火苗"放大到全身，点燃系统性炎症反应的"熊熊大火"，从而增加炎症性肠病、心血管病、Ⅱ型糖尿病、类风湿关节炎、阿尔茨海默病等多种疾病的发生风险。

因此，口腔的健康状态，也可以作为我们肠道和全身健康的风向标；口腔菌群也有望成为某些疾病的标志物，甚至治疗靶点。

其实，可以反映全身健康状态的，不仅是口腔的疾病和菌群，就连口中有多少颗牙，都与特定人群的死亡率有密切关系。陈峰教授在演讲中就讲述过：

"在超过 70 岁的人群当中，如果全口无牙，那么 7 年之内的死亡率达到了 70%；如果口中有 1 ~ 9 颗牙，那么 7 年之内的死亡率是 50%；如果口中有 10 ~ 19 颗牙的话，那么 7 年之内的死亡率是 35%；如果口中有超过 20 颗牙，那么 7 年之内的死亡率就降低到了 22%。因此，世界卫生组织也提出了'8020'这样一个概念。也就是说，希望我们每一个人在 80 岁的时候，还能有 20 颗自己健康的牙齿。"

俗话说"病从口入"，要维护我们的肠道以及全身健康，口腔无疑是第一道重要关口。管住嘴，管好嘴，让我们用健康的口腔筑起一道"健门关"，守住健康之门！

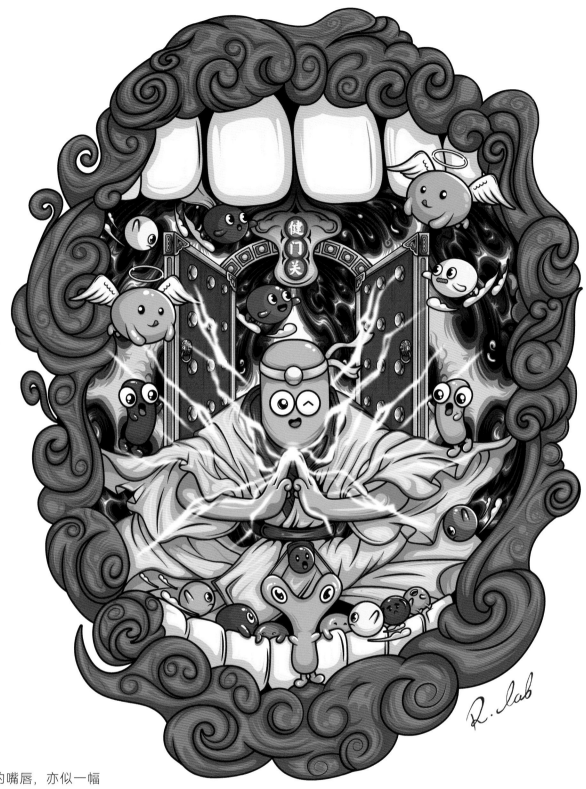

健门关

祥云纹装饰而成的嘴唇，亦似一幅
画框，有吉祥与生命美好的寓意。
口腔结构与城门造型巧妙结合，"健
门关"呼之欲出！有益的口腔微生物
聚集形成一张保护网，共同抵御"病
从口入"。

扫一扫长"肠"识

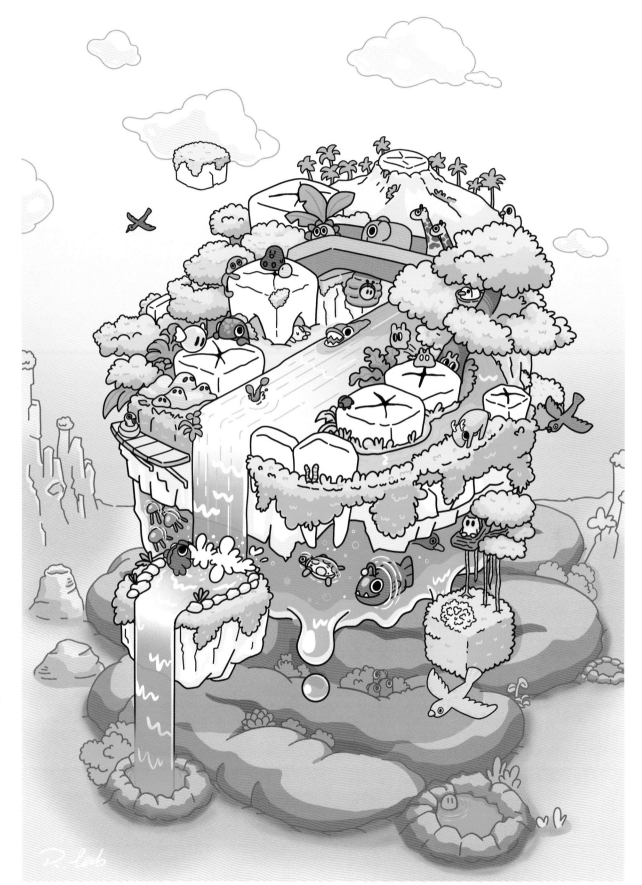

我住长江头

健康的口腔环境就好比是一个乐园，水流清澈，空气清新，植物茂盛，生灵快乐。多处牙齿状的岩石，显示出这里是口腔。河流直下，灌溉着下游的土地，蜿蜒曲折的地貌，正是肠道的象征。如果将消化道比喻为河流，口腔在上游，肠道在下游，口腔与肠道，就像这首词中所写："我住长江头，君住长江尾。日日思君不见君，共饮长江水。"

扫一扫长"肠"识

将军迎敌

一夫当关，万夫莫开！作品以古代大将军镇守城关、拦截外星微生物怪物来袭的画面，形象诠释了健康口腔作为护肠第一关的重要意义。而抗击外来有害微生物的利器，包括使用含氟牙膏、电动牙刷、冲牙器、牙线等。

扫一扫长"肠"识

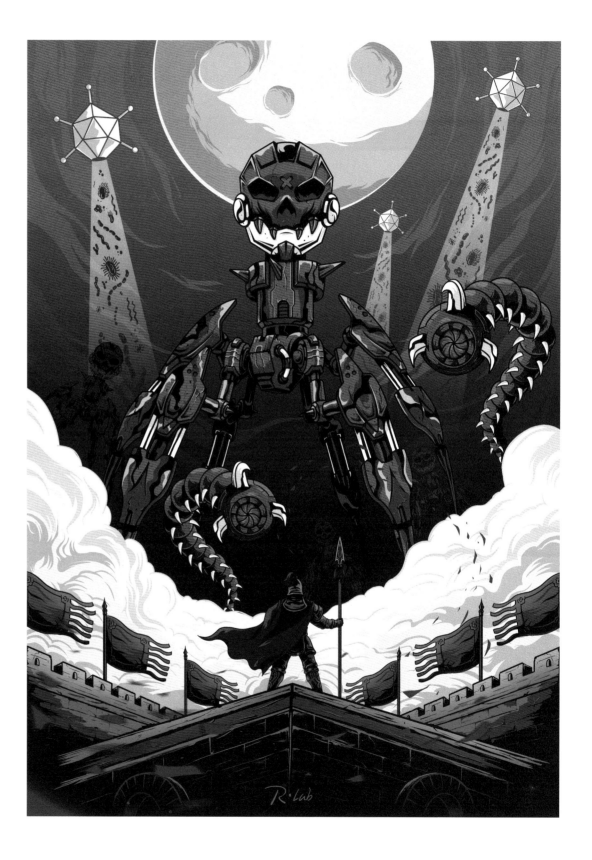

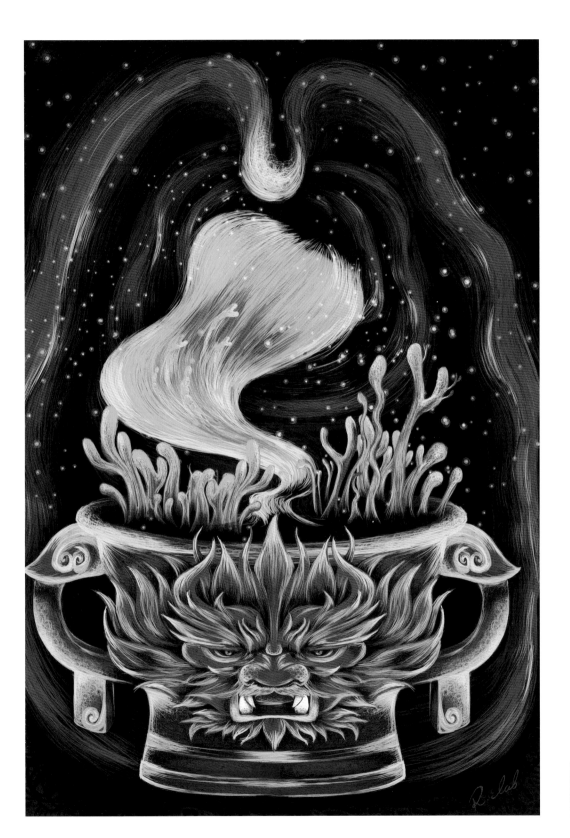

簋神

簋，中国古代用于盛放煮熟饭食的器皿，也用作礼器，流行于商朝至东周，是青铜器时代的标志性青铜器具之一。饕餮纹是簋上常用的装饰纹样。作品即以此为灵感，描绘了一尊盛满有益菌的簋，又从簋身的饕餮纹演变出一条神龙。饭食必先入口才能进入消化道，因此盛饭食的簋召唤出神龙，保卫口腔健康，也保卫着深远处的肠道健康。

扫一扫长"肠"识

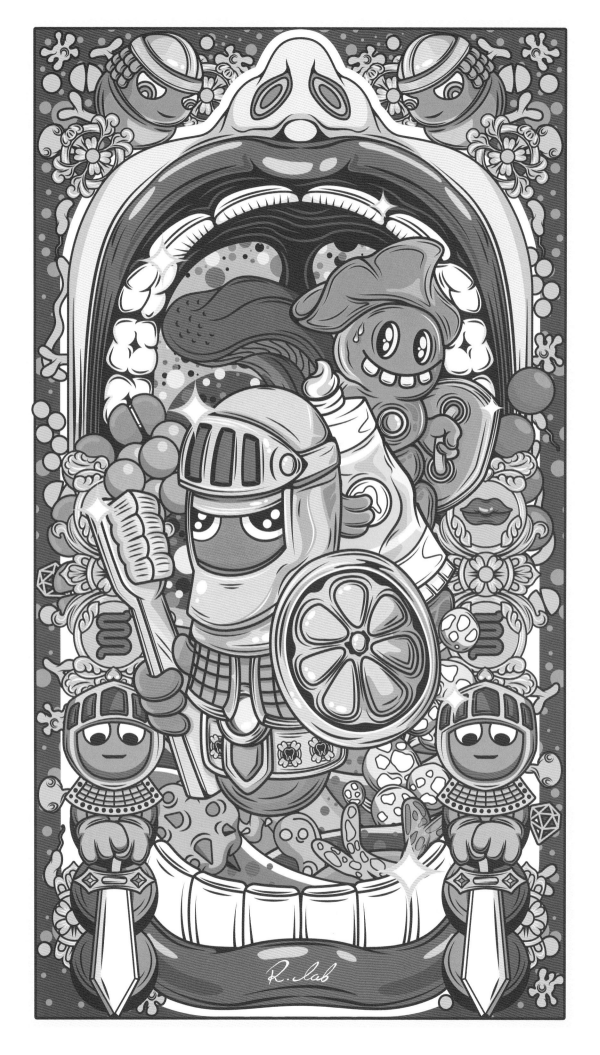

口腔卫士

作品采用了极具形式感和装饰性的穆夏风格，生动有趣地表现出有益菌守护口腔健康的情景。上方两个戴头盔的球菌小卫士，与下方两个手持宝剑端坐的球菌守备兵，相映成趣。主角是一手持盾牌一手握牙刷长矛的杆菌，大有"一夫当关，万夫莫开"之气概。抱着牙膏的球菌则憨憨地守在后面。

扫一扫长"肠"识

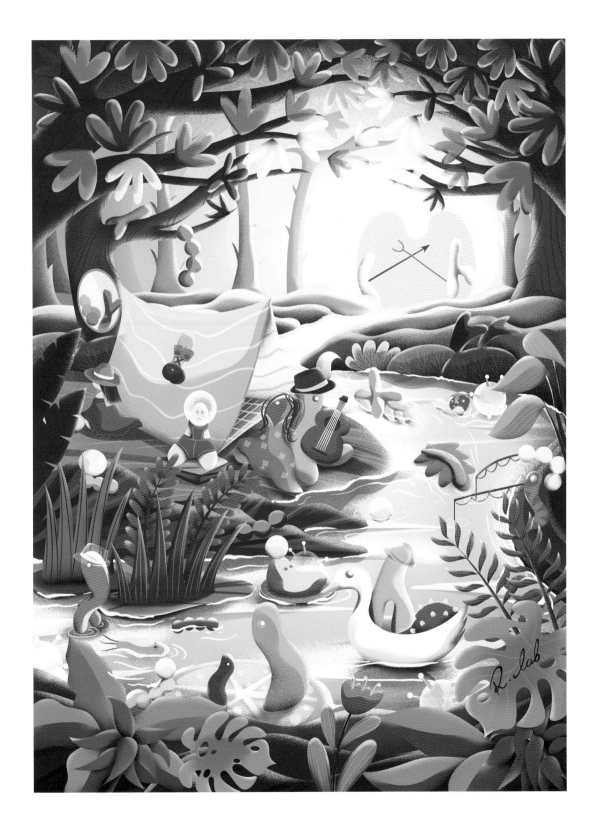

溯游而上

健康的肠道环境，犹如这仙境一般的森林，溪水潺潺，林木蓊郁，百花争妍，微生物们置身其间，快乐悠闲。朝着光亮，溯游而上，这一切美丽与快乐的源头，原来就是健康的口腔！

扫一扫长"肠"识

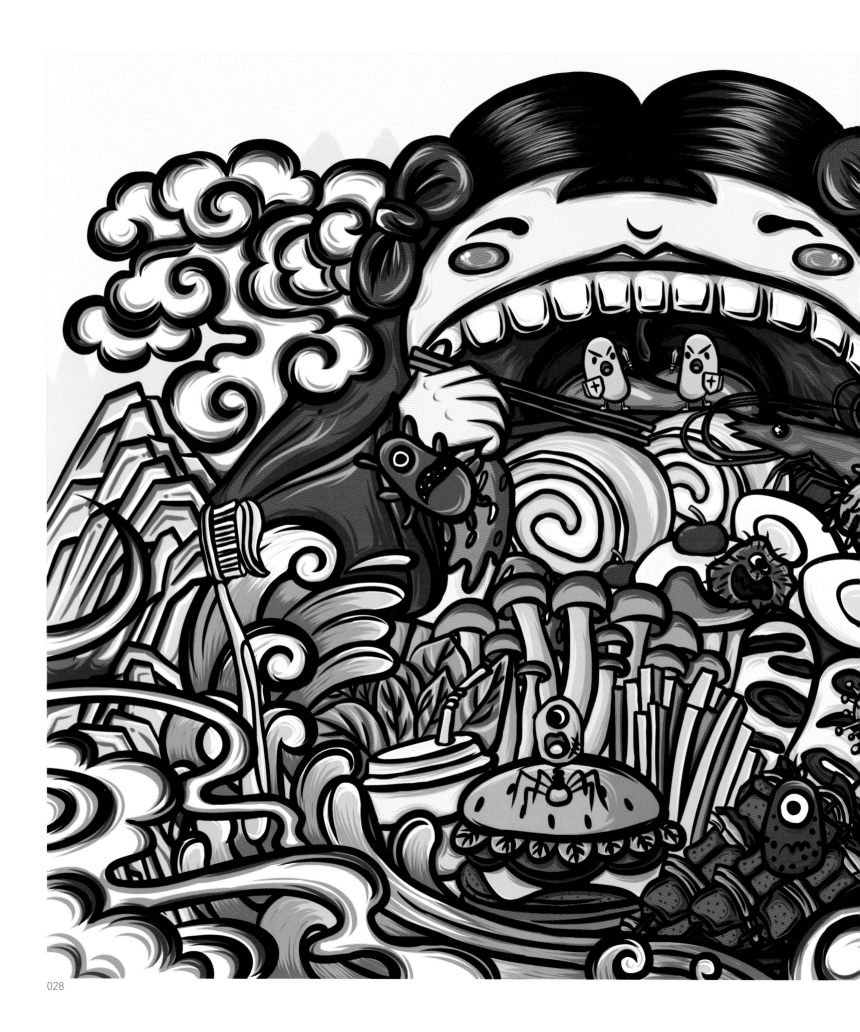

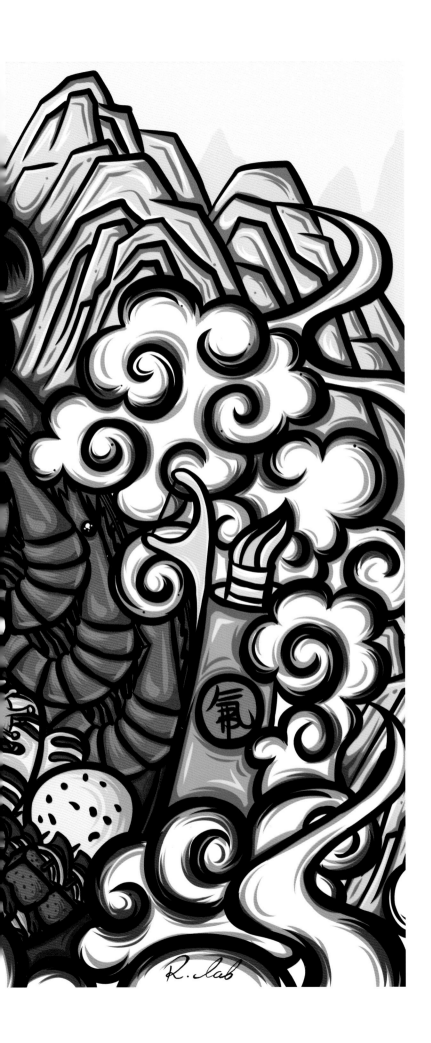

卫生第一

作品以一张夸张的大嘴以及丰富多样的巨量食物，表达了口腔是食物进入人体的第一站，也是守护肠道健康的第一关。清洁是口腔保持健康的基础，所以常备牙膏牙线，口腔卫生要第一。

扫一扫长"肠"识

04

免疫城市

在车水马龙、和谐繁荣的多元环境里，城市欣欣向荣，蓬勃发展。人们按照不同的工作分工，精妙维持着城市的正常运转。当然，城市里总是会出现一些不那么安分的人，这时候就需要警察、保安等出手，维持治安。城市也总是会经历一些意外，交通事故、火灾最为常见，这时候就需要消防员、医生紧急出动，救死扶伤。

健康人体的每一个部位，都像一座城市，每天也都在上演着类似的故事。不安分的病原体一旦入侵，我们的免疫系统就会即刻启动，派出吞噬细胞、B 细胞、T 细胞等去收拾它们；若身体内外受到伤害，负责修复和调理的免疫细胞也会临危受命，助你恢复。

"生于忧患，死于安乐"，不论警察、保安，还是消防员、医生，日常操练和演习必不可少；轻量级的实战更是有助于增强自身实力，以便在面临城市险境时能够力保一方平安。我们的免疫系统也是如此，成长路上的小感冒、擦伤破皮，乃至主动注射疫苗，这些都是对"城市"里安防安保力量的训练、演习和考验，帮助它们保持最大警觉性和最强战斗力。

在人体免疫系统中，肠道其实是最大的免疫器官。

从狭义上看，肠道包含了固有层、派氏结、肠系膜淋巴结、孤立淋巴滤泡等丰富的淋巴组织，汇聚了占全身 70% ~ 80% 的免疫细胞。这些免疫细胞与肠上皮细胞一起，时刻感知肠腔内数量庞大的微生物的动向，通过分泌抗菌肽、抗体、细胞因子等免疫分子，约束着这些微生物，不让它们作乱或跑到身体的其他地方。

从广义上讲，肠道中的共生菌群也是机体免疫功能的重要组成部分。一方面，共生微生物与病原体竞争营养和生存空间，从而抵抗病原体定植，防止它们感染肠道。另一方面，肠道菌群也通过自身的胞内或胞外分子、代谢产物等，持续地与免疫系统"对话"，在一定程度上"指导"免疫系统的发育和功能，包括调控不同免疫细胞的分化、成熟和迁移，及其效应因子的生成和分泌。这种作用并不限于肠道局部，还可以影响到其他组织器官的免疫反应，甚至是全身的免疫"基调"和炎症水平。

蜿蜒曲折的肠道，不仅是人体的母亲河，还是人体的万里长城，为我们筑起了一道维持健康的免疫屏障。

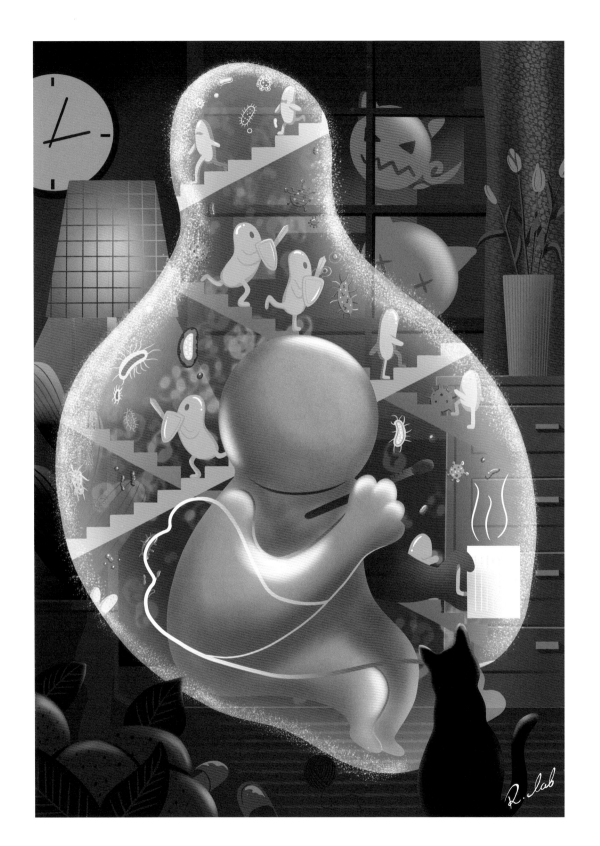

隐形的盔甲

作品以抽象极简的扁平风格，表现免疫系统在人体城市中发挥安保作用的场景。强大的免疫系统，就是我们随身携带的隐形盔甲，是我们自救自护的"金钟罩铁布衫"。

扫一扫长"肠"识

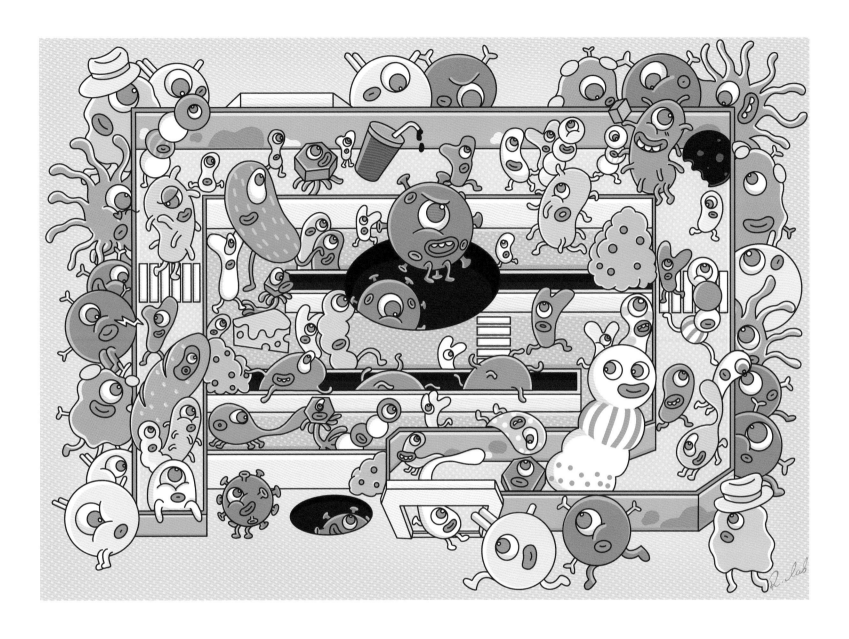

围城

根据肠道的形状特点，作品将肠道想象为一座有围墙的环形城市，城墙外围有各种免疫细胞把守，严防各种有害人体的"捣蛋分子"进入城市。不好！有两伙病毒正在"挖地道"，试图土遁入城。负责安保的免疫细胞则闻风而至，拼死阻止病毒的偷袭。

扫一扫长"肠"识

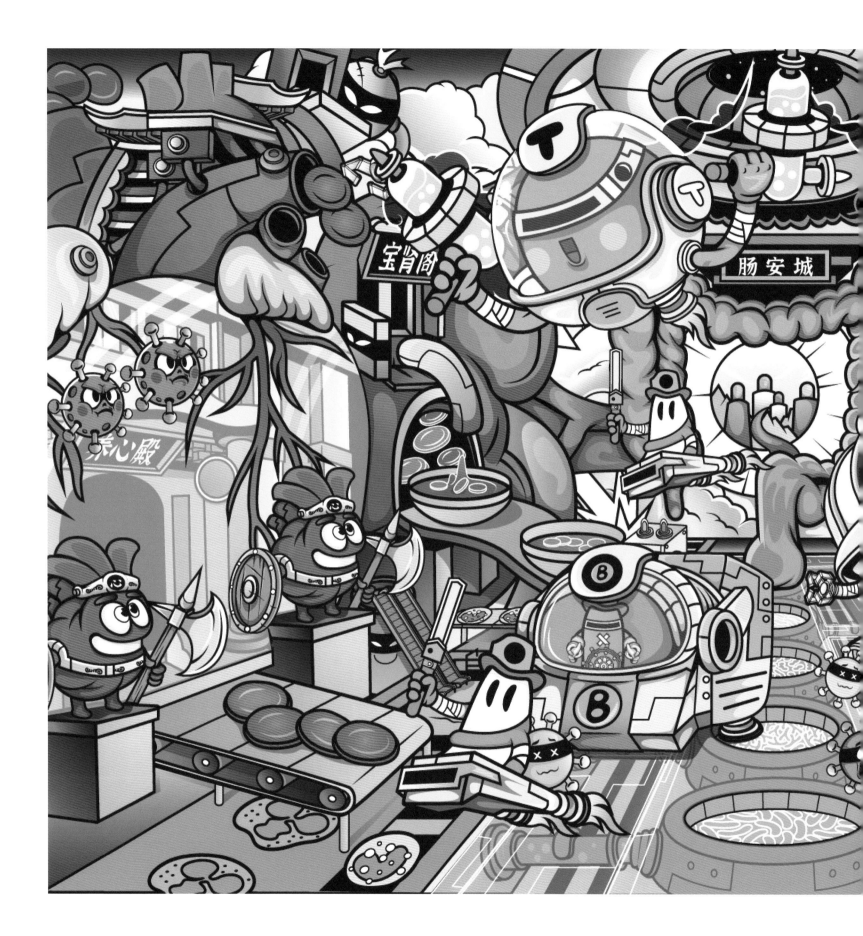

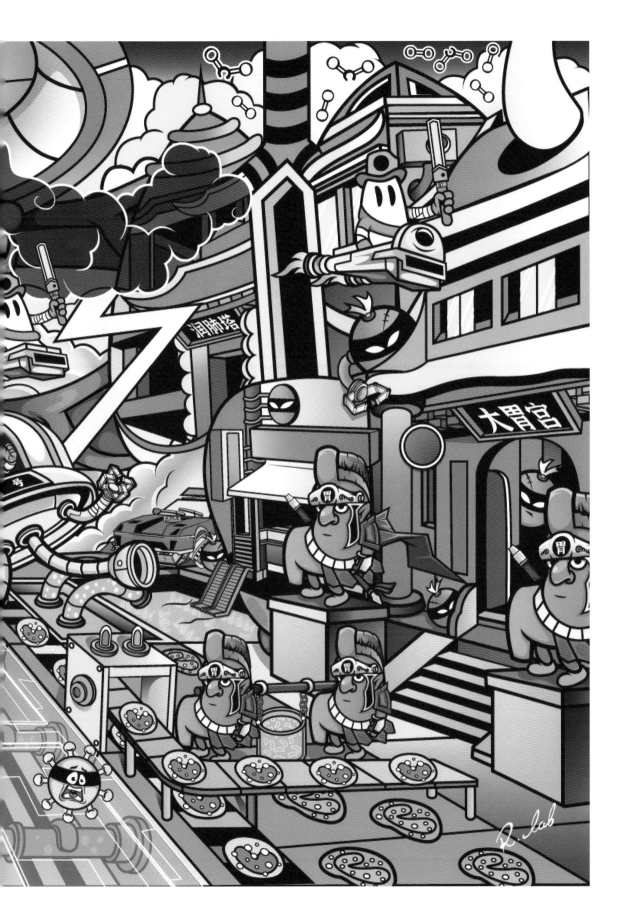

肠安城

肠安城、宝肾阁、养心殿、润肺塔、大胃宫……这些颇具巧思的名字，不免令人会心一笑。B 细胞、T 细胞等各种免疫细胞化身装甲勇士，四处剿灭致病菌，维护人体"肠城"的安宁。

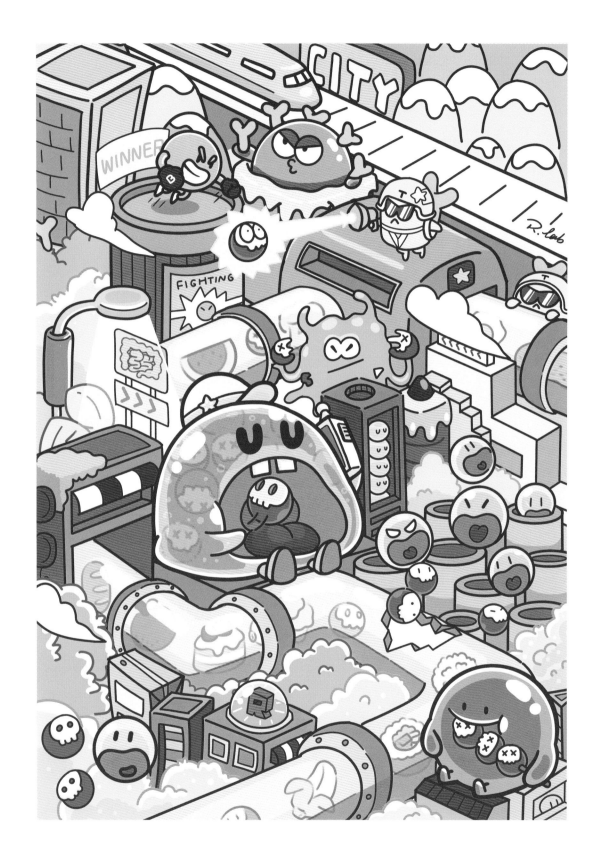

特别行动

作品将肠道比喻为给人体城市输送营养的管道，是保障城市正常运转的能量命脉。管道的安全，事关整个城市的安全。在城市的一角，管道出现了破损，一些"坏蛋"正想借机钻出管道，从而混入城市去搞破坏。由吞噬细胞、T细胞、B细胞等免疫细胞组成的安保小分队立即出动，火速前来，协力将这些破坏分子清理干净。

扫一扫长"肠"识

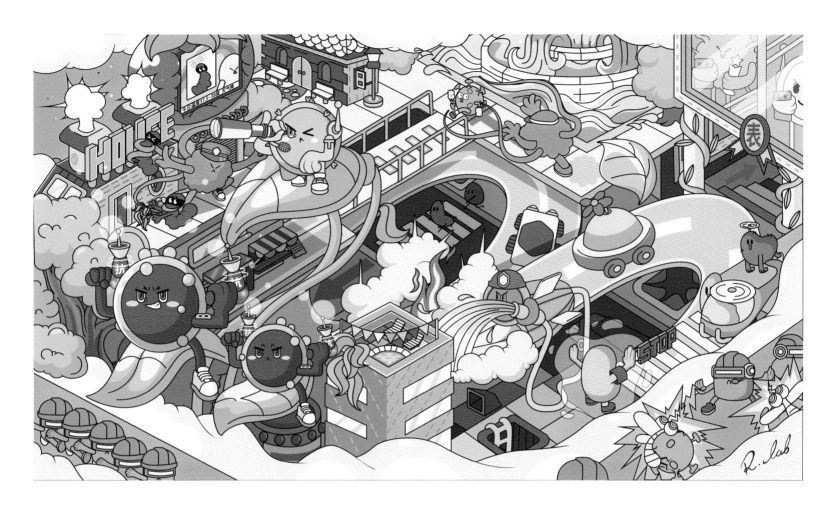

城市英雄

免疫细胞各司其职，巡逻、监察、灭火、缉拿逃犯……在免疫大队的保卫下，皮肤围墙固若金汤，肠型街道秩序井然，人体城市绿树成荫，充满活力。荣誉的勋章已经准备好，就要送给这些做出杰出贡献的城市英雄。

扫一扫长"肠"识

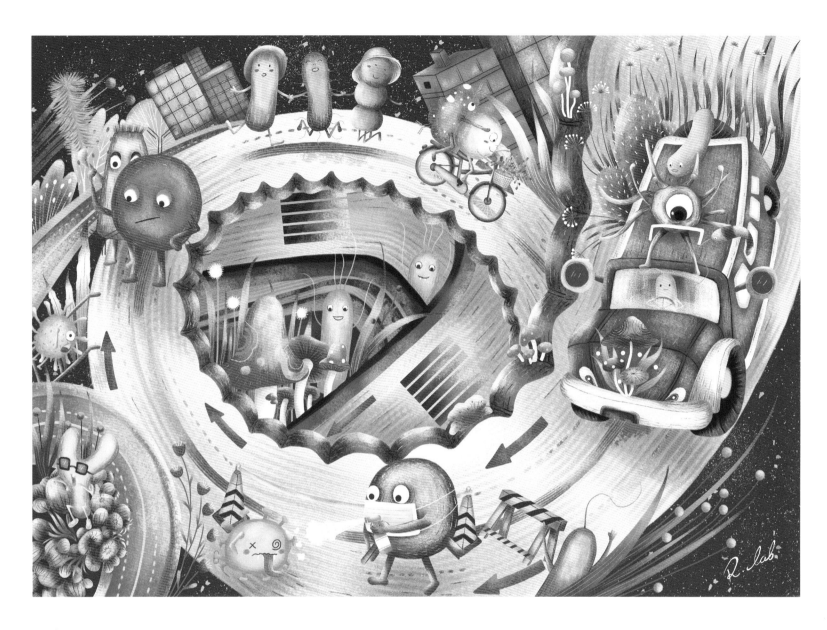

立交桥上

作品将肠腔与肠壁褶皱创意表达成一座粉色立交桥,绘本风格更增加了甜美的童话气息。微生物们驾车、骑行、漫步,自由而快乐地通行于立交桥上。戴着口罩的免疫细胞发现了坏分子——病毒,立即设好警示路障,认真开展消毒工作。

扫一扫长"肠"识

大展身手

复杂精妙的人体免疫系统，就好比一身高科技的可穿戴装备，当病原体来袭之时，正可大展身手，克敌制胜。

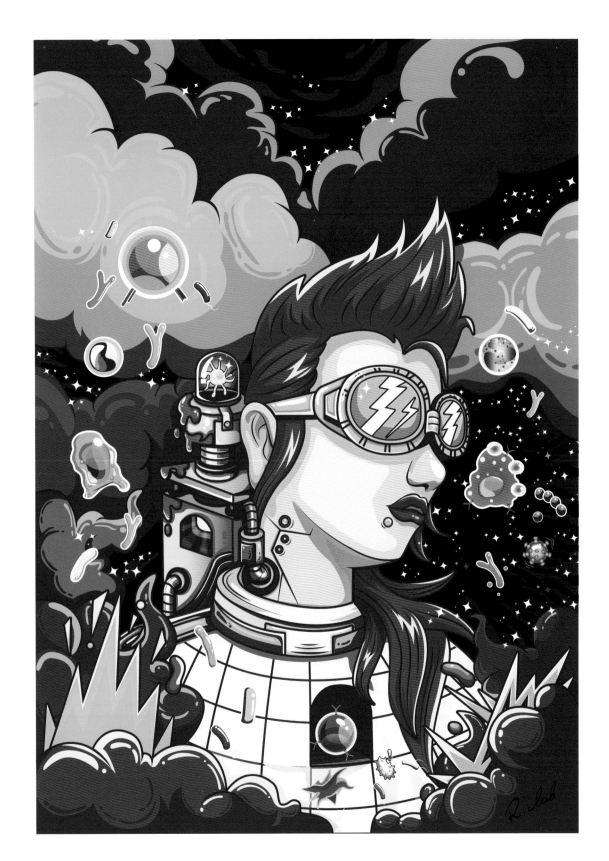

扫一扫长"肠"识

05

黏液保卫战

"它是免疫的原动力，黏黏的屏障，热热闹闹。"

《肠·道》里的这句歌词，讲述的正是在全身免疫功能中，肠道堪比胸腺、骨髓的核心重要性，黏液层则一马当先，铸成了肠道免疫防护的铜墙铁壁。

肠道是一个柔软的器官，又是一道坚固的屏障。这道屏障中，除了由紧密排列的肠上皮细胞形成的物理屏障，由各种免疫细胞组成的免疫屏障以外，还包括了覆盖在肠上皮表面的一层厚厚的黏液层屏障。

黏液层实在是形如其名。黏液层中的关键成分是黏蛋白，这些蛋白质分子被连上了许多糖链，样子就像是有很多刷毛的试管刷一样。这种结构特点使得黏蛋白能与水分子、电解质和脂质等成分交联在一起，构成凝胶状的细密网状结构。

如果说肠道是人体的长城，那么黏液层就是这道长城的护城河。

首先，它是很好的润滑剂。它那有点黏糊糊、滑溜溜的质地，能帮助肠腔内主要由微生物和食物残渣组成的"粪团"顺利抵达肛门。

其次，它是一件能透气的"隔离服"。它既不会影响肠上皮从肠腔中吸收营养，又能选择性地将肠上皮细胞与肠腔内的食物残渣、微生物和各种有害分子分隔开来，防止菌群直接接触、刺激肠上皮。黏液层中含有的抗菌成分和免疫分子，也能发挥抗感染和免疫作用。

最后，它还是肠道微生物的乐园。当黏液层足够厚的时候，各种微生物徜徉其间，快乐度日，肠腔内的膳食纤维等食物成分，以及黏蛋白上的糖链，都可能成为它们喜爱的食粮。它们代谢产生的短链脂肪酸等有益物质，能滋养调节型 T 细胞，预防炎症，也能成为免疫和神经系统的调控因子，促进健康与和谐。

健康的黏液层应该是厚实的、不断周转更新的，但如果你不善待它，它会受损、变薄，物理防护功能变弱，肠壁就将出现防御漏洞，肠道就可能遭受有害微生物或分子的入侵，从而引起感染、炎症和疾病。

不健康的饮食模式，尤其是膳食纤维摄入不足，加上加工食品中一些乳化剂、代糖等食品添加剂的过量摄入，往往会导致肠道菌群的组成、功能和代谢物发生改变，从而损伤肠道的黏液屏障。比如，菌群产生的短链脂肪酸减少，会影响肠上皮分泌黏蛋白的能力；又比如，一些原本以膳食纤维为食的微生物，在"食物"匮乏时可能会反过头来"吃"黏液层中的多糖，从而加速黏液层的降解。

是时候保卫我们的黏液层了！合理搭配、均衡多样的健康饮食应该被推荐，维持肠道微生态平衡的理念应该被倡导。总之，黏液稠，健康不愁；黏液厚，免疫无忧。

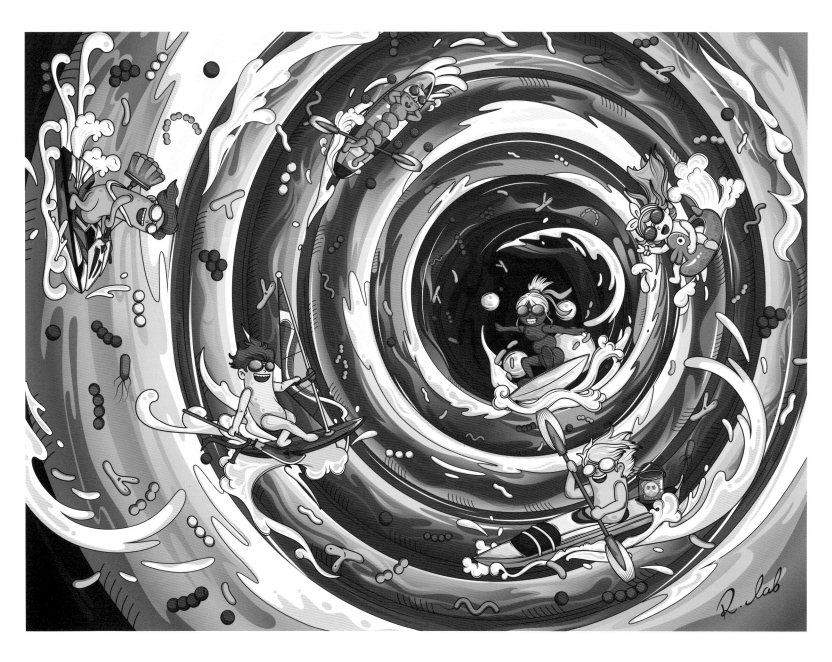

冲浪

一圈圈的旋涡，是肠镜视角下肠道的独特形状。蔚蓝海浪，是黏液层的艺术表达。各种形态的微生物漂浮在黏液海水之中。拟人化的有益菌正在尽情冲浪、划船、巡视，它们的活力与快乐似乎要溢出整个画面，生动呈现了黏液健康则肠道健康的概念。

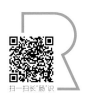

扫一扫长"肠"识

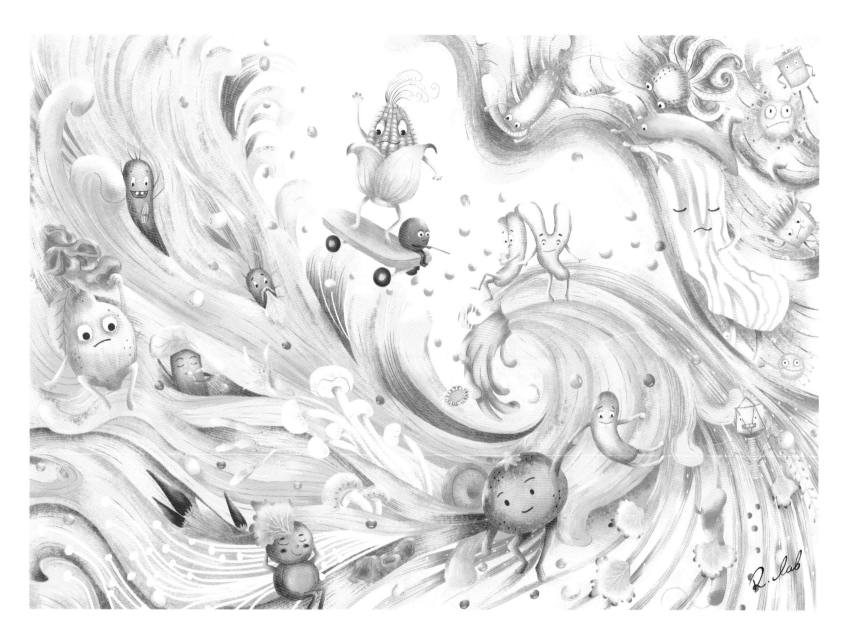

厚此薄彼

均衡多样、高膳食纤维的饮食，能够帮助黏液层保持合理的厚度，让这里成为肠道微生物畅游的乐园。不健康的饮食习惯，比如高糖高脂、缺乏膳食纤维、单一的饮食，则可能加速黏液层的降解，导致黏液层受损、变薄，给致病菌以可乘之机。作品将健康的黏液层艺术化为一棵绿色大菠菜，不健康的黏液层艺术化为一片薄薄的五花肉，一厚一薄，形成鲜明对比，可谓"厚此薄彼"。

扫一扫长"肠"识

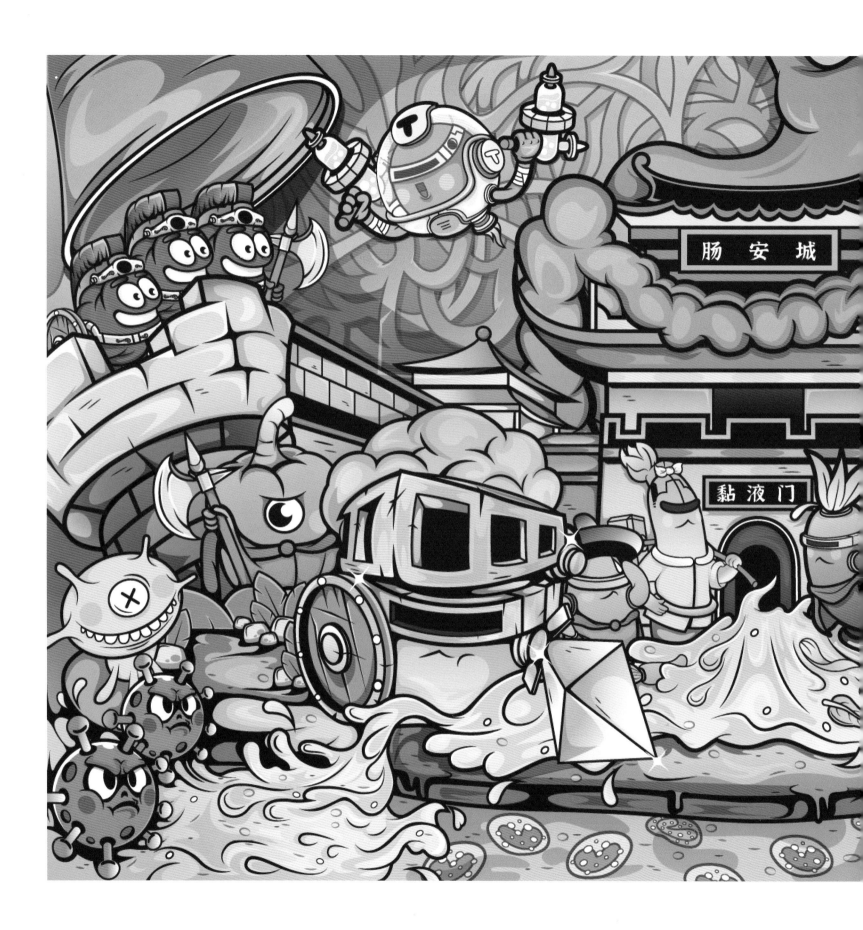

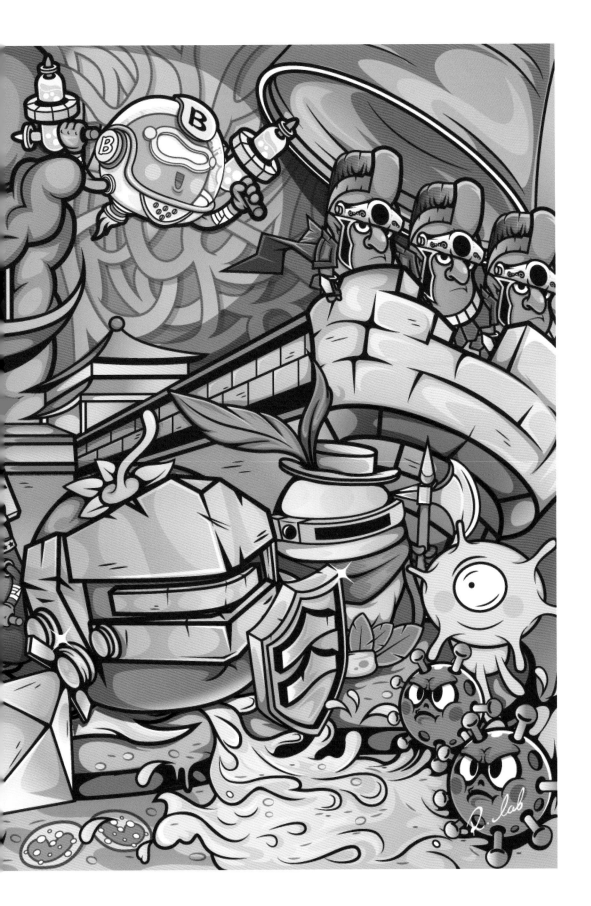

黏液门

如果说肠道是一座坚固的城池，那么黏液层则是守护这座城的铜墙铁壁。而黏液城墙的安全，需要由富含膳食纤维的健康食物——花菜战士、番茄勇士、南瓜斗士，以及土豆、黄瓜、胡萝卜小兵等来守护。

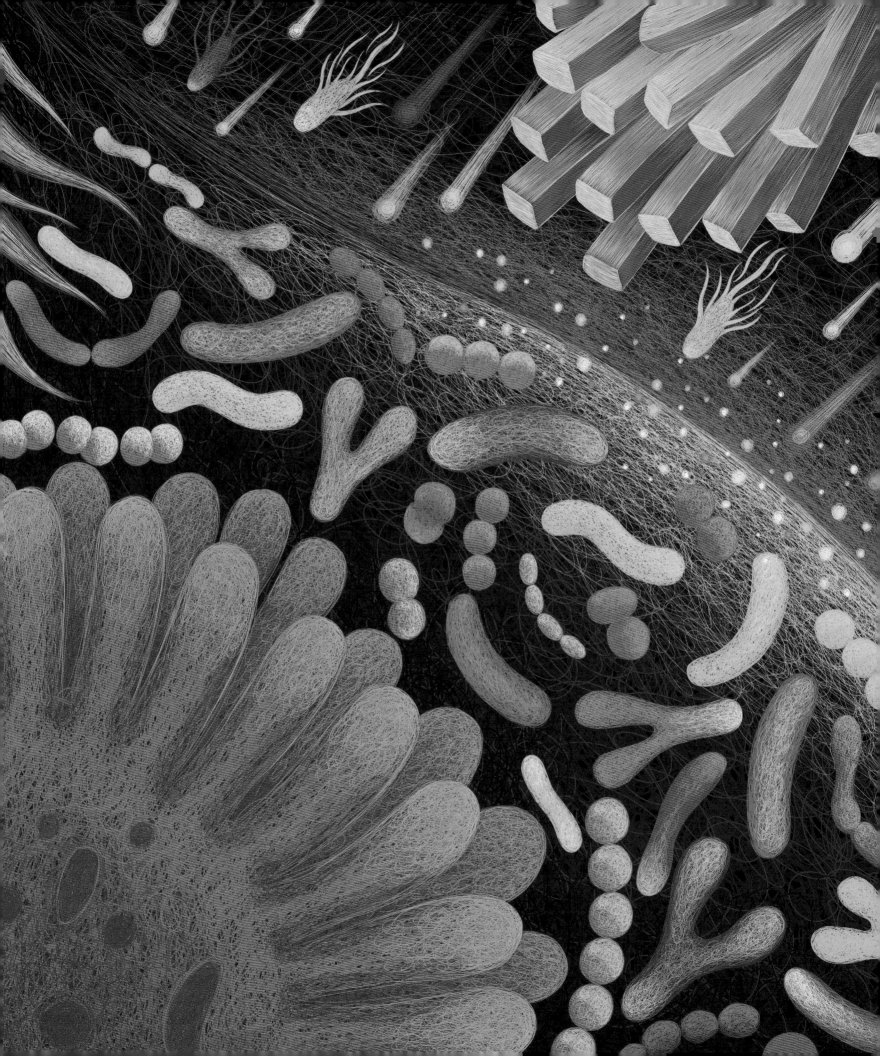

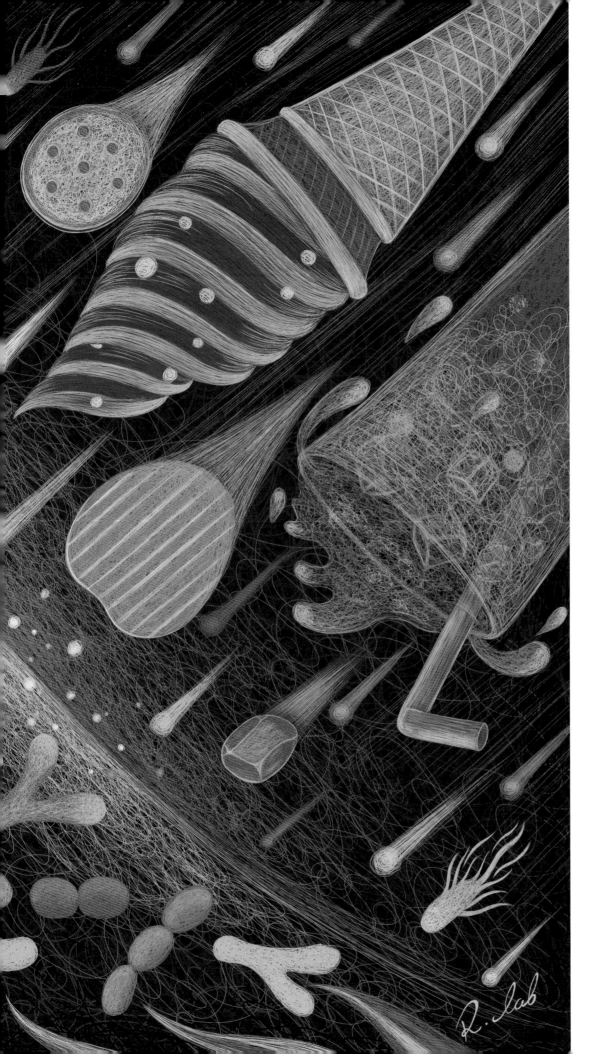

冲击

作品以对角线构图，用分割线代表黏液层，将不良饮食方式对黏液层可能产生的破坏，表达得极具冲击力。健康厚实的黏液层为多种微生物提供了惬意的栖息地，为肠壁形成了一道物理防护屏障。以薯条、冰激凌、汽水饮料、薯片等为代表的"垃圾食品"，是破坏黏液层健康的重要因素。

扫一扫长"肠"识

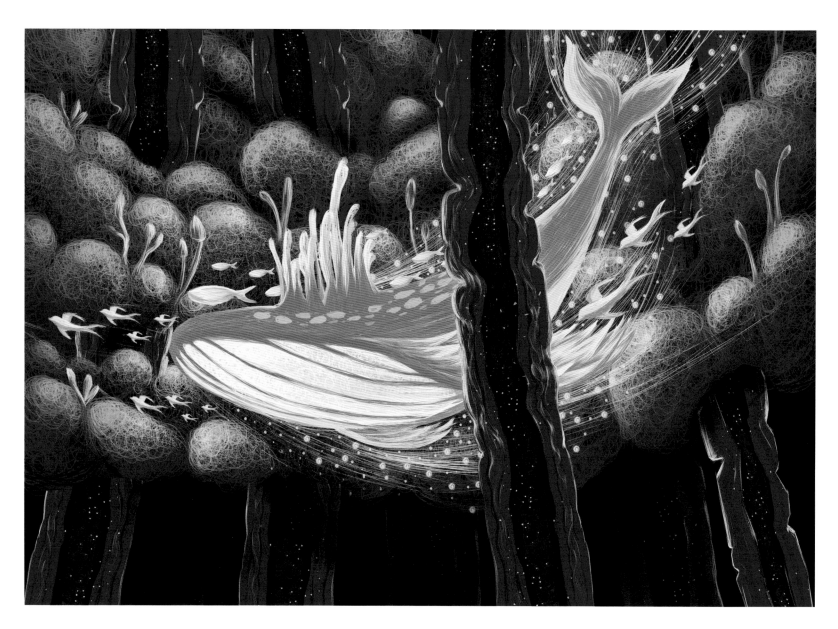

海洋森林

栖息在厚实的黏液层里，肠道微生物们就像遨游
于深海的鲸鱼，从容自在。和谐平衡的肠道微生
态，就如这梦幻静谧的海洋森林。

扫一扫长"肠"识

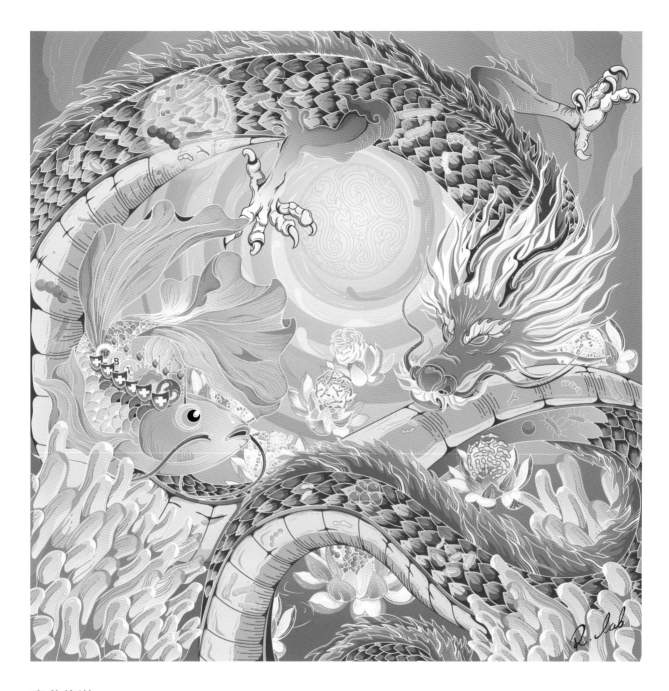

青龙传说

黏液是一条负责守护肠道的青龙，巨大厚重的龙身包容了各类微生物的存在。载着巡逻队的金鱼，是肠道免疫系统的化身。盛满有益菌的莲花朵朵盛开，带来安宁祥和的气氛。古典中国元素与西式潮流涂鸦风格，神话故事与科学新知，在这幅作品中强烈碰撞，形成奇妙的和谐。

扫一扫长'肠'识

06

肠内肠外

肠道与大部分器官之间都存在着非常密切的相互作用。"肠 -X 轴"，就是科学家用来描述肠道与肠外器官关系的一个概念。

"肠 - 脑轴"可能是最令人着迷的一个领域。拉肚子的时候，你的心情可能会变差；抑郁、焦虑、自闭的人群，肠道里往往都有着失衡的菌群；通过营养干预，包括针对性干预肠道菌群的方法，阿尔茨海默病、帕金森病这些神经退行性疾病可能也会得到一定缓解。这些背后是肠道与大脑之间神奇但已不那么神秘的链接。

肠道又被称作"第二大脑"，拥有丰富的神经系统，并通过迷走神经直接与大脑相连。肠道菌群自身的成分和代谢产物，可作为信号分子，通过免疫、内分泌和神经等多种途径与大脑进行双向"对话"，从而影响大脑功能。比如血清素，这是一种重要的神经递质，在大脑中影响着机体的饮食行为、认知功能和情绪调控，而血清素主要的产生场所，就是在消化道尤其是肠道之内。

不同于"肠 - 脑轴"的远程交流，肠道与肝脏之间更像是有通家之好的比邻。二者间存在胆管和门静脉这样的管道连接，构成了"肠肝循环"的基础。肝脏不仅要接收肠道带去的能量和物质补充，并相应地调整自身的代谢功能，它还时刻都在清理来自肠道的毒素和有害微生物。肝脏产生的胆汁酸进入肠道后，也能调节肠道的菌群组成，起到屏障和调控免疫的作用。

中医说"肺与大肠相表里"，千百年来无人知晓其中的科学道理，而"肠 - 肺轴"研究或多或少解开了其中的一点奥秘。肠道和肺虽然功能不同，但都是从同一个胚胎组织（内胚层）发育而来，有一些共通的基础结构特点，且都具有"热热闹闹"的免疫前沿阵地——黏膜。两者之间的双向通信，能够影响彼此的免疫状态，更能调节人体全身的免疫响应。

越来越多的证据表明，全身的健康就是一盘棋，肠道和肠道菌群在其中发挥了非常重要的作用。除了吸收营养以供应全身外，肠道还影响神经、内分泌、免疫、心血管、呼吸、骨骼和肌肉等系统的发育和功能。肠道功能紊乱会给健康带来系统性的负面影响。不少看似与肠道无关的疾病，比如自闭症、抑郁症等神经和精神疾病，肥胖、脂肪肝和糖尿病等代谢性疾病，动脉粥样硬化、高血压和卒中等心脑血管疾病，哮喘和肺炎等呼吸道疾病，系统性红斑狼疮和类风湿关节炎等自身免疫性疾病，等等，患者可能普遍存在肠道功能失调或肠道菌群紊乱等情况。

肠内肠外，一荣俱荣，一损俱损。

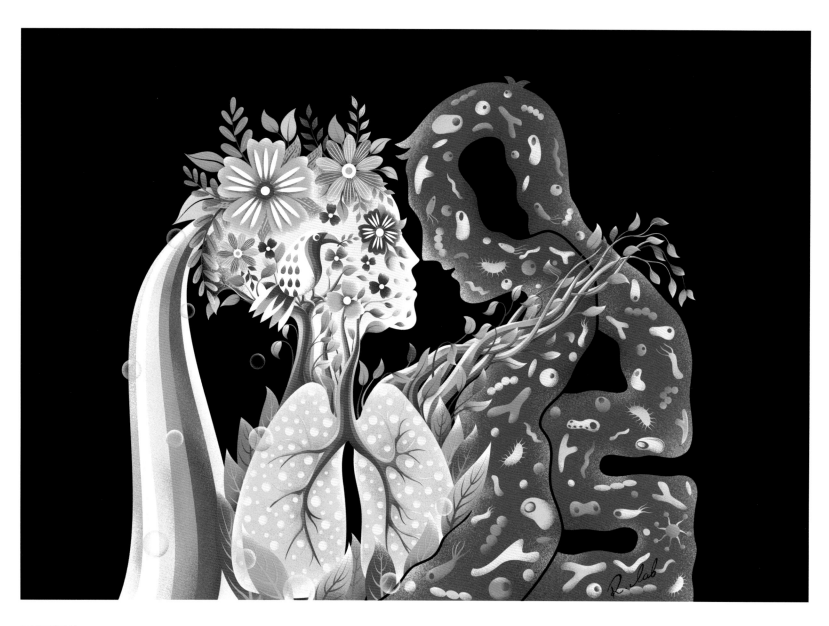

风雨相依

中医里有"肺与大肠相表里"的说法，现代科学则发现了"肠－肺轴"的存在，肠道与肺部之间有着密切的相互作用。将肠与肺的关系表现为一对亲密恋人，真是一个大胆而又形象的创意！由植物、河流、花鸟组成的女性代表肺，由肠道环绕而成的男性代表肠，喻示肠与肺就像一对亲密相拥的爱人，相互依存，共同抵御人生风雨。

扫一扫长"肠"识

乘风破浪

不只有肝胆相照，也有肝肠共济！肝与肠，是一条船上的船与帆，两者同舟共济，奋力保障着我们的身体健康。肝脏构成船体，行驶在绿色的胆汁海洋上。肠剖面构成船帆，船帆的边缘还是肠绒毛的形状。连接船帆与船体的主桅杆，则象征了肝脏与肠道之间的一条主要通道——门静脉。

扫一扫长"肠"识

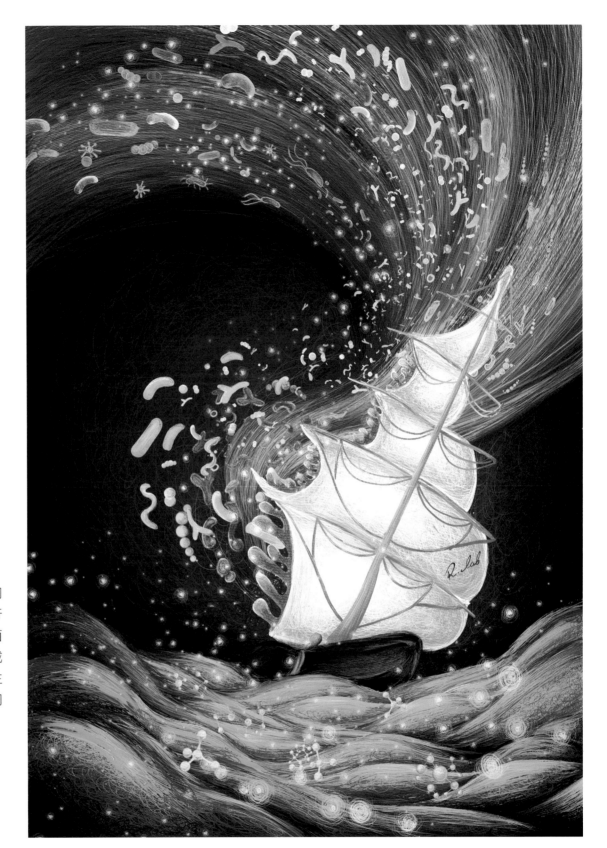

肠脑

源自肠道和菌群的代谢物、激素、生物分子，可以影响大脑的功能和健康，包括情绪、行为、神经疾病等。反过来，大脑也会影响肠道的健康，比如压力大时容易肠胃不好。根据这一认知，作品将肠道极具创意地描绘成一棵形似神经的树，各种肠道微生物是树上的叶子，肠道与大脑的交流通路则被想象为一块芯片。通过这块芯片，肠道与大脑相连，从而在肠道之树结出了形似大脑的一颗果实，姑且称之为"肠脑"吧。肠道与大脑之间的交流，就这样被赋予了艺术的浪漫想象。

扫一扫长"肠"识

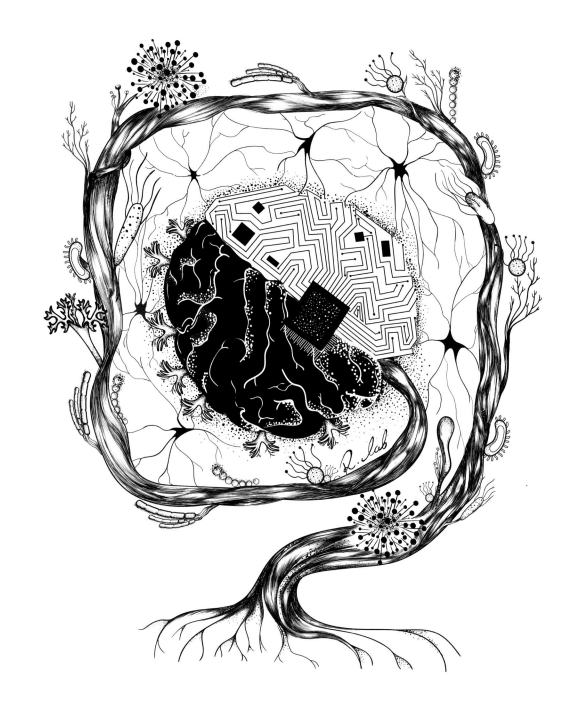

054

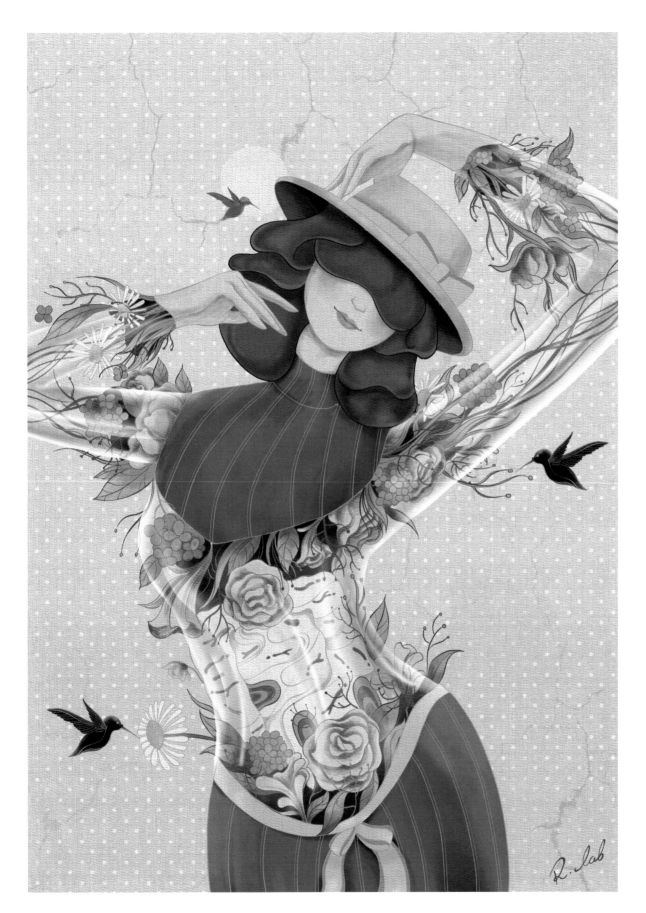

绽放

肠内肠外，
一荣俱荣，
一损俱损。
肠道健康，
则全身健康，
生如夏花，
灿烂绽放。

扫一扫长'肠'识

07

肠道的坚强与脆弱

"它很强大，又很脆弱。安危一体，风雨相交。甘苦冷暖，时刻要记牢，它的存在比你想象更重要。"正如《肠·道》歌曲所唱，肠道的重要性远超我们的想象。它的强大，它的脆弱，都需要我们更深刻地去理解。

肠道无疑是一个强大的器官，在人体健康中发挥着核心的多面手作用。

"消化一切的发酵罐，澎湃的代谢，能量主导"，这句歌词赞颂的就是肠道最为人熟悉的、强大无比的消化吸收功能。肠道是消化和吸收食物营养的主要场所，在健康人的一生中，它需要应付几十吨的食物，并排出十几吨的粪便。

如前面的章节所述，肠道被认为是人体最大的免疫器官，是机体防护的铜墙铁壁；它也被美誉为"第二大脑"，你今晚想吃什么，一定程度上也得是它说了算。甚至我们可以视肠道为最大的内分泌器官——肠道自身和菌群都参与代谢食物，从而产生巨量的分子，肠道细胞也会分泌各种调节因子，它们都会深入影响全身生理功能。

然而，肠道也十分脆弱。它本身就是疾病高发的器官，常见如便秘、腹泻，而逐渐高发的溃疡性结肠炎、克罗恩病等炎症性肠病，肠易激综合征、结直肠癌等，都是人体健康的巨大威胁。肠道又被称为"万病之源"，代谢综合征、心脑血管病、肝脏疾病等背后，往往都有肠道问题的影子。

同时，肠道的功能和健康也很容易受到外部因素的各种影响。最有影响力的当属饮食：当我们开心地吃着高油高糖的垃圾食品时，肠道的屏障功能可能正在被削弱。此外，生活方式、心理压力、药物使用等，也是影响肠道健康的可能因素。

　　肠道里的菌群，也是既强大又脆弱的矛盾体。它们助力消化和代谢，深度支撑肠道的强大功能。但它们同样也很容易受到饮食、药物等因素的影响，尤其是抗生素——一个药效强劲的广谱抗生素疗程就可能迅速破坏肠道微生态，使肠道菌群失衡紊乱，而反复长期服用抗生素甚至可以造成长效的负面影响。

　　强与弱，益与害，永远存在于动态变化的肠道里。对肠道的奥秘了解越多，或许我们越能由衷地去选择更健康的生活方式。

对垒

肠道是一道坚固的壁垒，负责守护生命树的根基。有益菌和健康食物（如洋葱、卷心菜、胡萝卜、豌豆、蘑菇等），是帮助肠道共同守护生命树的友军；各种垃圾食品（如高油高糖的汉堡、甜点、含糖饮料等），则一直在虎视眈眈，伺机要破坏肠道壁垒，伤及生命之根。作品以一种攻守对垒的游戏化场景，呈现了肠道的强大与脆弱。

扫一扫长"肠"识

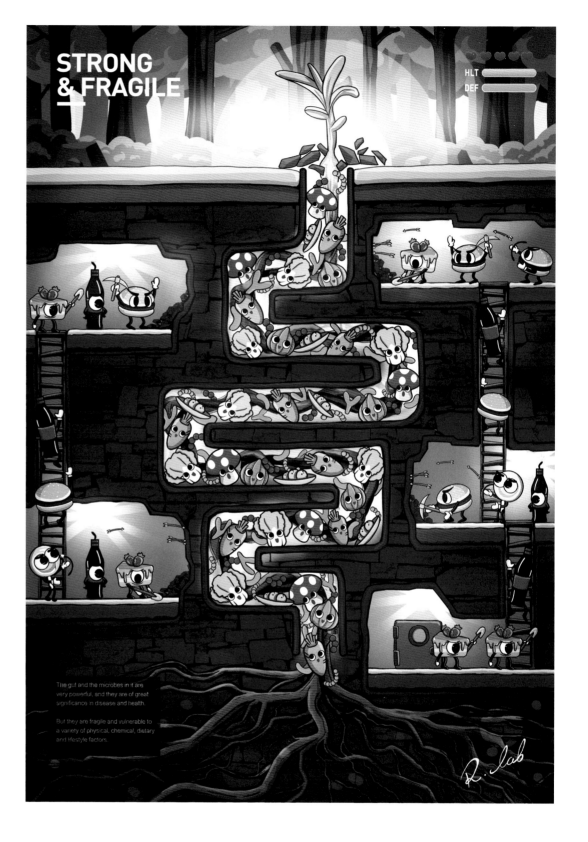

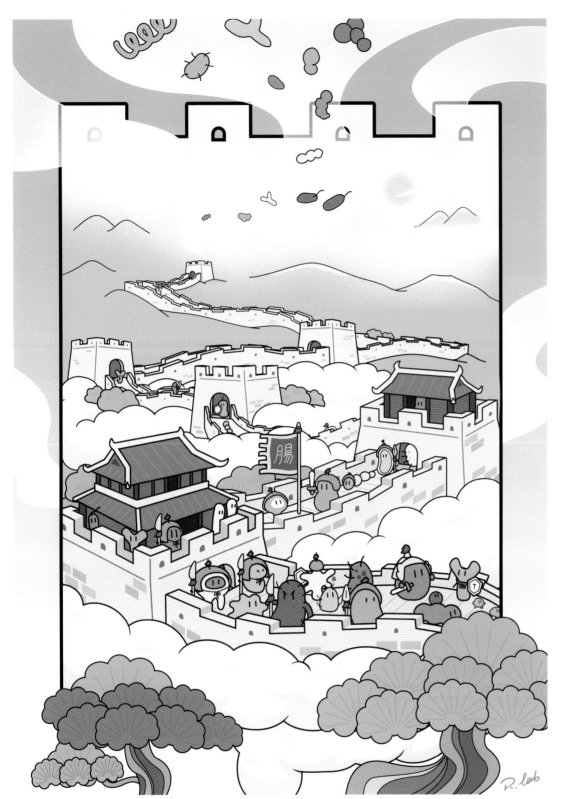

肠城·长城

肠道不仅是供给营养与能量的母亲河，也是参与免疫调节、守护全身健康的长城。肠道菌群则是这道长城上的守护兵团，二者拱卫，支撑起生命的荣光。然而，坚固的长城也会遭受风沙、岁月、战火的侵蚀，坚强的守护兵团也会面临战斗折损的风险。无论长城，还是肠城，就是这样强大与脆弱的矛盾体。

扫一扫长'肠'识

美丽与危险

作品的创意源于水母对海洋生态环境的影响。海洋是强大的，能纳百川；海洋也是脆弱的，看似弱不禁风的水母爆发也能造成巨大的海洋生态灾难。画面以胃、肠和各种微生物创意组成一只巨大的水母。健康的肠道环境，就像这幽蓝深邃的大海，安详而美丽。而当肠道器官生病，或者肠道菌群失衡，我们的肠道健康可能就会像水母爆发的海洋一样陷入危机。

扫一扫长"肠"识

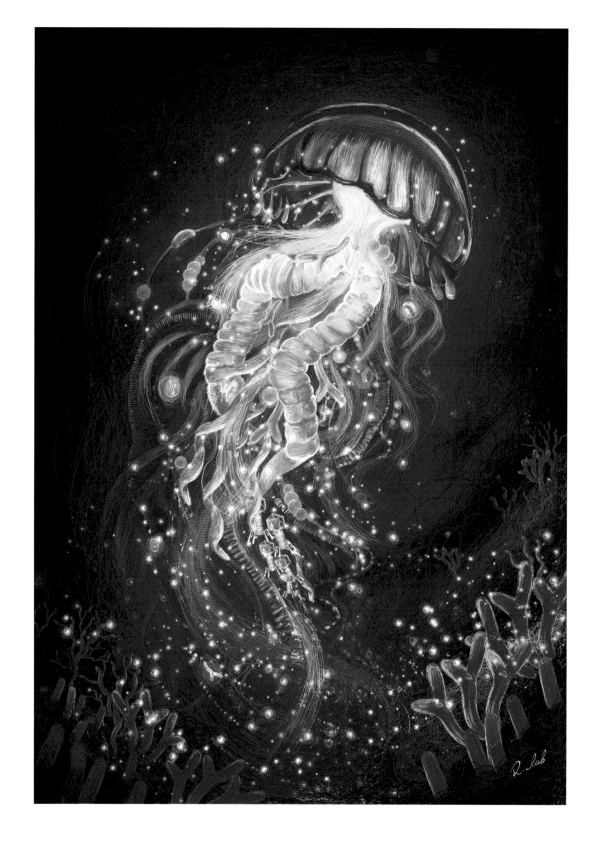

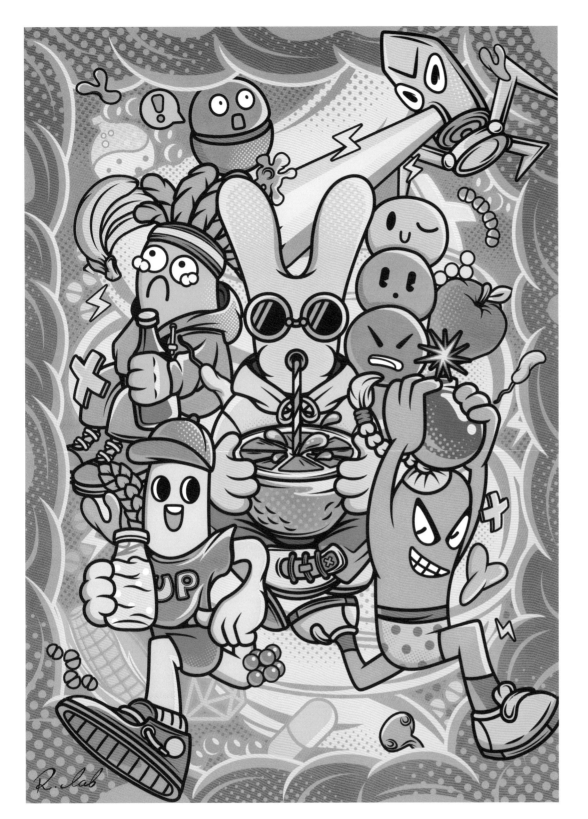

肠菌百态

作品以潮流十足的波普风格，让情态各异的肠菌跃然纸上。酷酷的墨镜双歧杆菌正在畅饮橙汁，它身后的乳球菌一脸呆萌；运动风装扮的乳酸杆菌举着酸奶大步流星，旁边的霍乱弧菌看上去有些烦躁，手里的炸弹眼看就要爆炸；幽门螺杆菌在借酒浇愁，浑然不觉自己已成为噬菌体的目标……容纳肠菌百态，遍尝世间百味，既强大又脆弱，肠之道，也是世间道。

扫一扫长"肠"识

08

微宇宙

　　与我们人体共生的微生物，主要以细菌为主，也包括真菌、古菌、病毒和一些种类的寄生虫。从种类上来说，栖息在我们身体里的微生物可能超过一万种。

　　如果把每一个细胞——无论是我们自己的还是共生微生物的，都看作一个星球，那么以肠道为例，就有数以几十万亿计的星球，在我们的肚子里组成了一个浩瀚的"微宇宙"。在这个宇宙里，我们给不同类型的细胞取了不同的名字，就像我们给不同的星体命名一样。一些细胞会聚集在一起，形成结构复杂的生物膜，就像由大量不同天体组成的星系；一些细胞会吃掉其他细胞，就像恒星或黑洞去吞噬其他天体……

　　正如南方医科大学珠江医院周宏伟教授在《肠·道》演讲中所说："我们生活在一个广袤无垠的宇宙中间，与之同样浩瀚的是微生物的世界。无论是自然环境，还是人工环境，都充满着纷繁复杂的微生物。以至于著名的微生物学家 Julian Davies 说，如果有一天我们能够把这个复杂的微生物世界描述清楚的话，那它会让天文学也变得非常的渺小。"

　　宏观宇宙浩瀚无穷，微观宇宙也并不简单。一宏一微，尺度之差，不知能以多少数量级去表达，但不少秩序、规则、景象却奇妙相似。宏观宇宙里的星球有大有小，特征各不相同。微观宇宙里的微生物亦形态多样，变化多端。宏观宇宙随着时间推移而不断发展和演变，微观宇宙也随着人体的生老病死而发生动态的变化和演替。宏观宇宙存在无法被我们直接看见或者观测到的暗物质，微观宇宙也有暗物质——现有手段无法培养出来的微生物。宏观宇宙里的星球各司其职，有序运行，一旦脱离轨道就可能引发碰撞。微观宇宙里的微生物亦有自己的生态位，一旦打破平衡就可能造成菌群失调，引发疾病。

随着科学研究的深入，我们也在逐渐揭开这些微观宇宙中"星体"的神秘面纱，了解它们的特点和作用。比如，双歧杆菌和乳杆菌，它们作为生命之初就在肠道内定居的先锋菌，能改变肠道环境，为微观宇宙后续的发展壮大奠定基础；分解膳食纤维产生短链脂肪酸的细菌，是维护微观宇宙生态平衡、平稳运转的关键支点和基石；肠道中还有一些"墙头草"，比如可以引起感染、炎症的艰难梭菌和白色念珠菌，则可能在微观宇宙失衡时大量增殖，产生毒素，四处为患。

宏观宇宙还存在无穷无尽的奥秘等待我们去探索，微观宇宙的神奇也需要浩大的投入，方能一点点解锁。

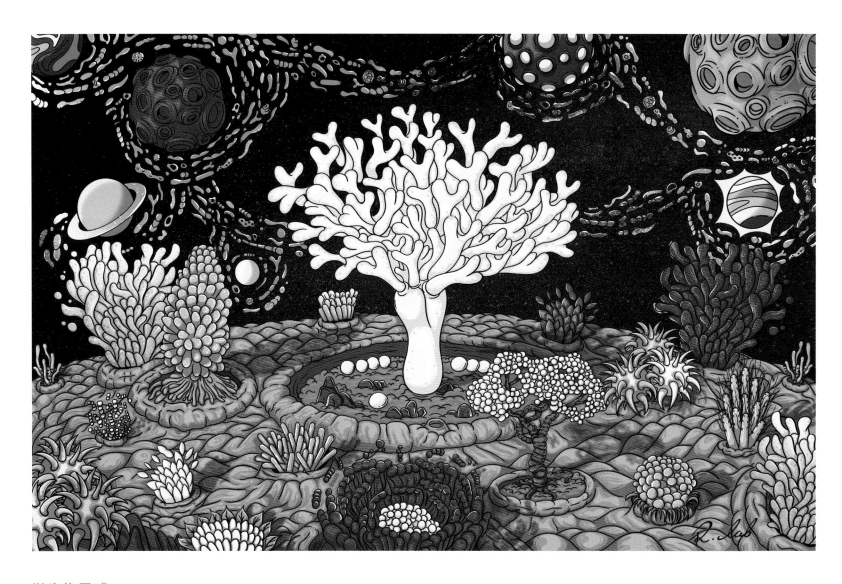

微生物星球

作品从宏观视角出发，将微生物艺术化为一株株形态各异的植物，在星球上茁壮成长。各星球之间的引力波，代表了微生物之间的交流通道，它们互帮互助，共同构成了繁荣不息的微生物宇宙。

扫一扫长"肠"识

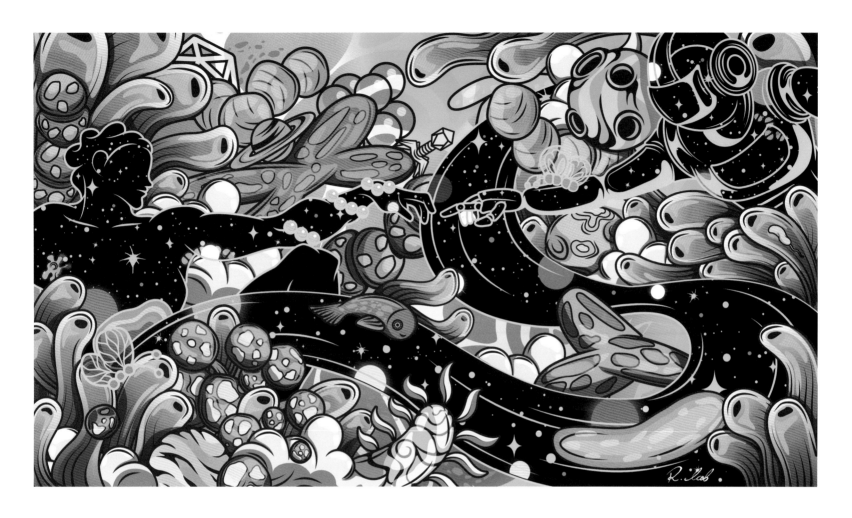

创世纪

作品构思源于米开朗琪罗名作《创世纪》系列壁画中的一幅——《创造亚当》。原作表达的是神即将与亚当指尖相触、将灵魂注入亚当身体的那一瞬间，意味深长。在由绚丽的肠绒毛，以及蝴蝶、游鱼等各种拟物化的微生物组成的肠道微宇宙里，也定格了类似的一幕：画面右上方机器人正伸出手指，即将与左边的人类形象指尖相触。这一瞬间同样意味深长：机器人是科技的象征，借助科技的力量，人类将开创探索微宇宙的新纪元！

扫一扫长"肠"识

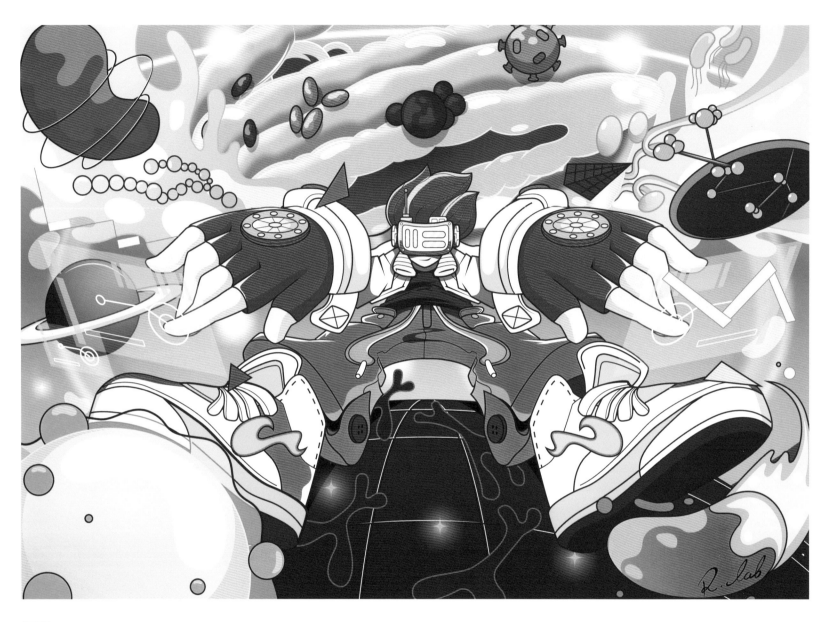

探秘

就像爱丽丝从兔子洞进入地下的迷你世界一样，这位戴着 VR 眼镜、感应手套，一身科技装备的少年，从"分子洞"进入了肠道微宇宙，各种微生物骤然变为星球，围绕在他的四周。一场充满奇遇的探秘之旅就此展开⋯⋯

扫一扫长"肠"识

尺度

是微尘纷坠
也是星球运转
是青丝飘拂
也是银河璀璨
至大至广宇宙
至微至渺尘埃
人类
连接　见证　融合
唯独不是
任何一方的尺度

扫一扫长"肠"识

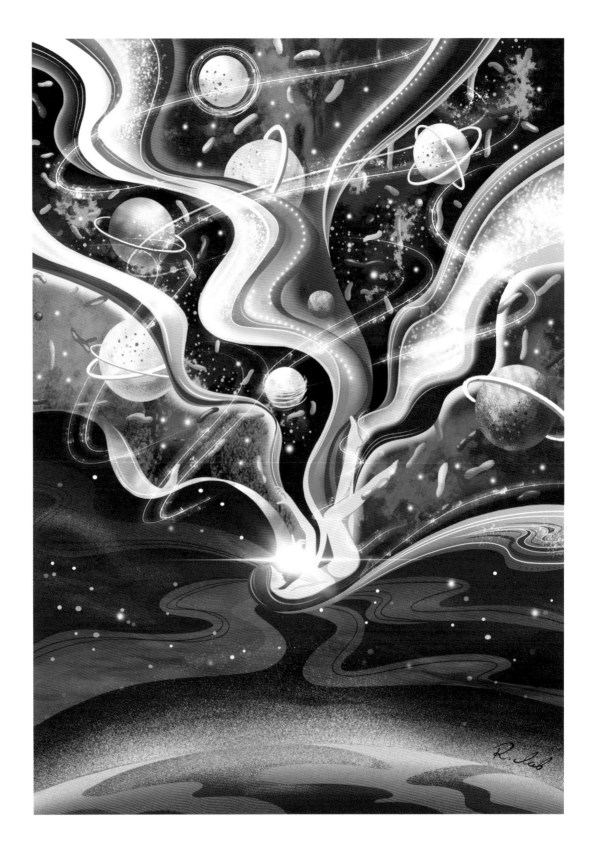

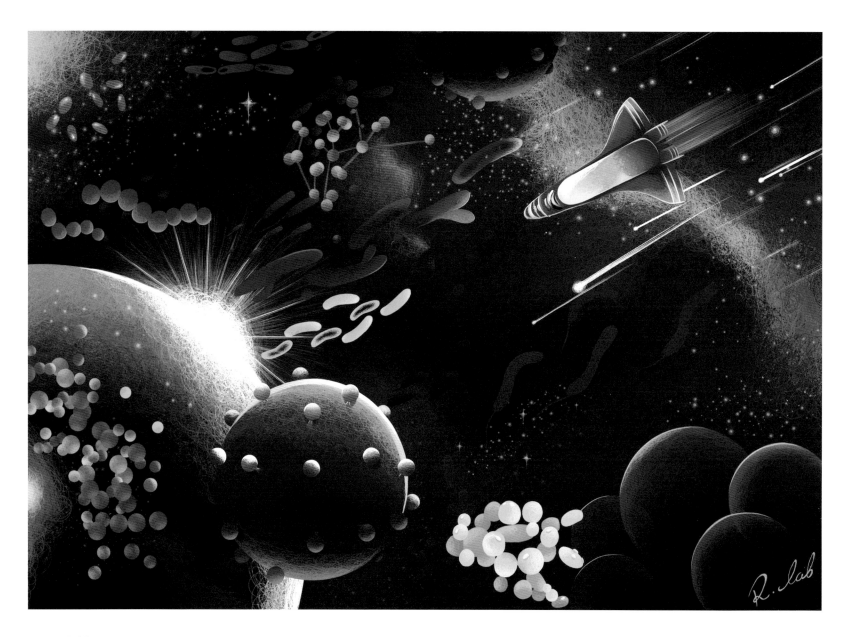

星际迷航

何谓大，何谓小？若我们能低进尘埃，仰望微生物
的世界，也能见繁星满天，浩瀚无边。快乘上科技
的飞船，去微生物宇宙开启神奇的星际旅行吧！

扫一扫长"肠"识

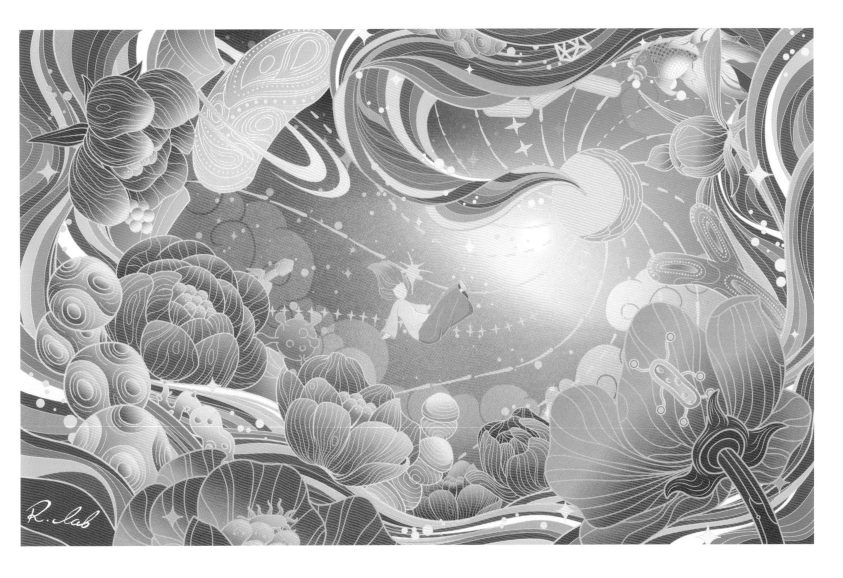

奇境

"啪！"小女孩掉落在柔软的肠道世界中，鱼儿跃上天空，芍药花开缤纷，微生物变成了庞然大物……想象肠道奇境，你的版本又会是什么呢？

扫一扫长"肠"识

09
大美微生物

微生物种类繁多，大小不一，但与人体细胞相比，大部分微生物都太小了！细菌大约只有人体红细胞体积的百分之一，长度通常不超过几微米，更小的病毒则只有几十到几百纳米。这般描述你可能依然没有什么概念，不如让我们来举个例子。头发丝直径大约为 40 微米，而许多常见细菌的直径只有 0.5 微米。如此一算，80 个细菌并排站在一起就只有 1 根头发丝的宽度。由此可见，微生物之"小"。

俗话说，人上一百，形形色色。在微生物的世界，此话也不差。微生物个头虽小，却有着千奇百怪的形态。以细菌为例，有的像小圆球，有的像小棍子，有的像根弯弯的香肠，有的分叉呈 Y 字形。有些菌喜欢和同类凑成一堆，有些菌会排起队串成一个长链，有些菌有细细的尾巴能游来游去，也有些菌表面长满了菌毛像个不好惹的仙人掌……

它们无不个性十足，又都彰显着生命的有序与美丽。就连那些可怕、邪恶的致病微生物，也往往长着一副规则有序、漂亮精致的样子，俨然道貌岸然的伪君子。这些还只是微生物样貌的冰山一角，有时同一种微生物在不同的环境下也会呈现不同的样子。

相同的物种聚集在一起，会形成菌落。菌落绽放异彩，赤橙黄绿青蓝紫，让人肉眼就能享受。而当我们用显微镜对准多种微生物共生的一小片领地，也会发现这至微之地有大美，有些地方犹如九寨沟里巧夺天工的大自然调色盘，有些地方则像黄石公园里大棱镜彩泉的多彩曼妙。

与我们共生的微生物们，除了一小部分捣蛋分子，绝大部分都对人无害，甚至有着"利他精神"，可以发挥多种功能，比如可以合成特定维生素等人体必需而自身又无法合成的营养物质。它们身小且脆弱，却与我们共存共荣，为我们支撑起全身的健康，这份贡献也堪称大美。

　　"礼之用，和为贵。"我们共有的地球家园需要多样化的生态系统，人类文明需要多样化的兼容并包，人体健康则需要多样化的细胞协同。与身体内外的各种微生物和谐共存，才是保持健康的王道。1990 年，著名社会学家费孝通先生在他的八十寿辰上进行演讲时说道："各美其美，美人之美，美美与共，天下大同。"这被奉为处理不同文化之间关系的十六字箴言。其实，这也同样适用于处理我们与微生物、与周遭万物的关系。

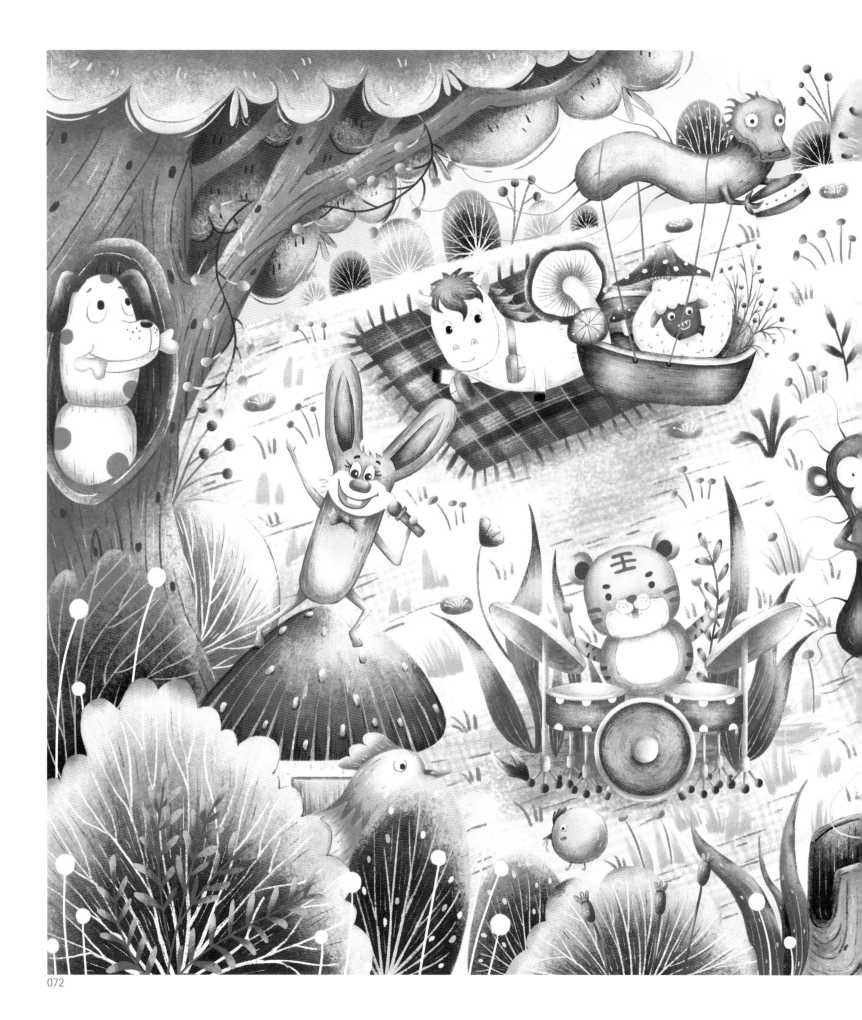

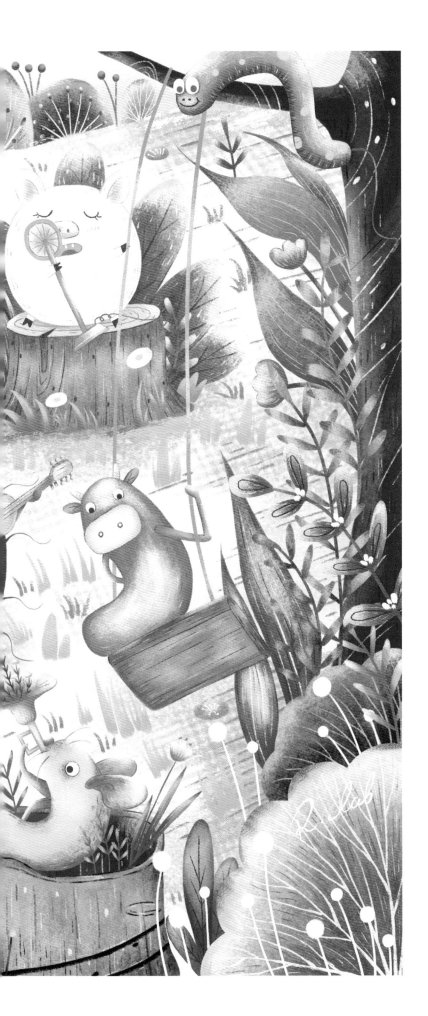

森林音乐会

将十二生肖拟菌化，来一场森林音乐会。
老虎菌打架子鼓，猴子菌弹吉他，小牛
菌荡秋千，兔子菌唱歌……以童心观世
界，万物皆可爱。

遨游

浩瀚宇宙，星汉灿烂。定睛细看，原来这是由病毒、细菌等微生物构成的一个奇异世界。其中，最绚丽的存在，是由各种杆菌组成的水母，发出美丽神秘的光，吸引着一个人类小男孩乘船而来，好奇地探寻这里的奥秘。

扫一扫长"肠"识

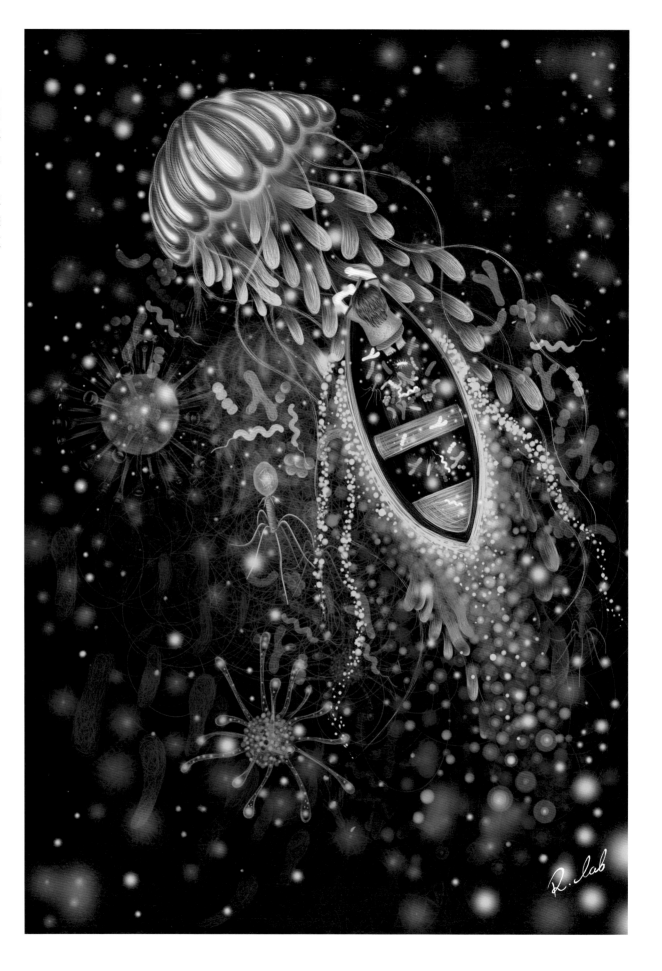

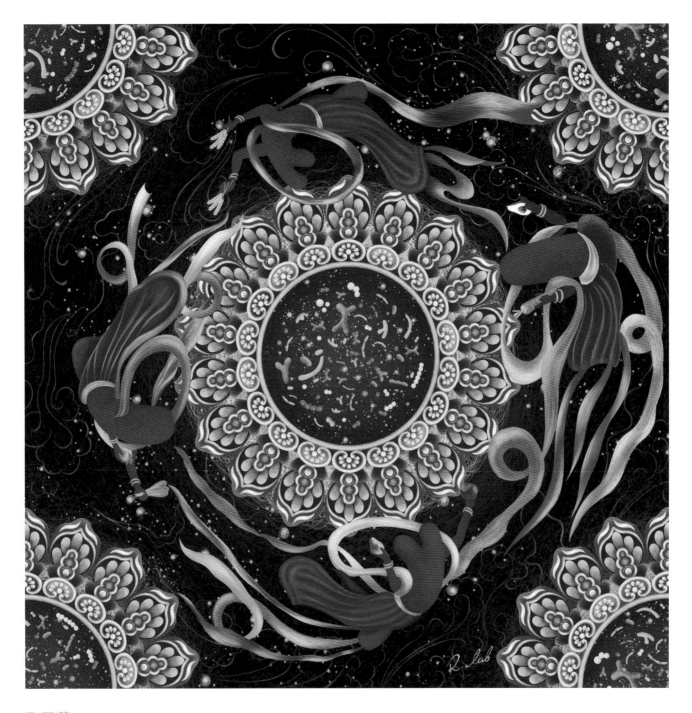

飞天菌

作品选取了极为独特的敦煌飞天莲花藻井，来体现微生物世界的异彩纷呈。井心以蓝色作底，象征天空，也象征水池。水池中心绘一朵莲花，莲花心则是一个装满各种微生物的培养皿。莲花四周原本是四神执花飞天，在这里则变成了乳酸杆菌和双歧杆菌飞天，手执谷物、青菜、胡萝卜、牛油果、苹果、梨子、橙子等健康食物，别有一番意趣。

扫一扫长"肠"识

锦鲤驾到

古有鲤鱼跃龙门的神话传说，寄寓普通人平步青云的隐秘渴望。今有转发锦鲤的网络玄学，表达新时代祈求好运的小小心思。年轻时总想要许多，求加薪，求爱情，求名气，求颜值……总要等到暮年时删繁就简，才会发觉，唯有健康是岁月最好的奖赏。而健康，无法亦无须向外求索，人人都自带锦鲤体质。如果你肠道内的微生物多样如同亚马孙雨林，有益菌占据优势如同最茂盛的植被，你就可能拥有了一条佑护你健康的锦鲤。

扫一扫长'肠'识

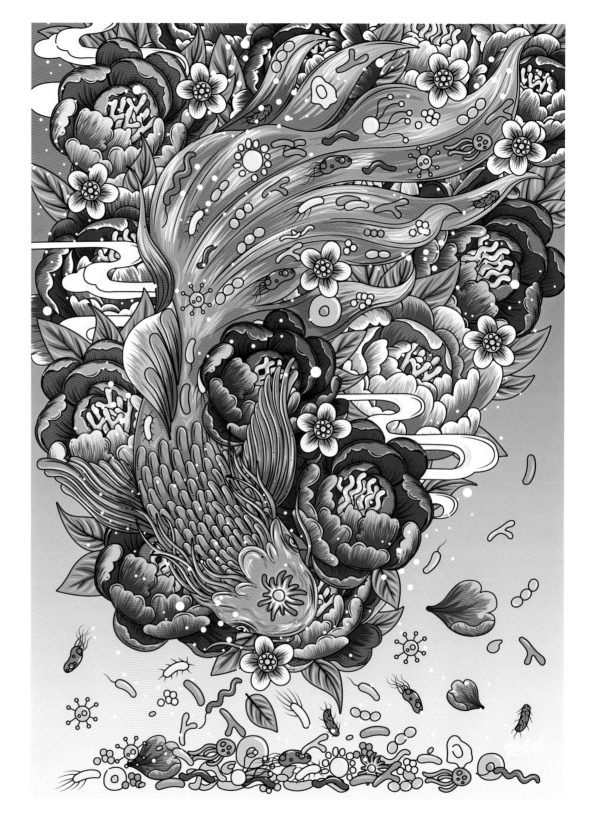

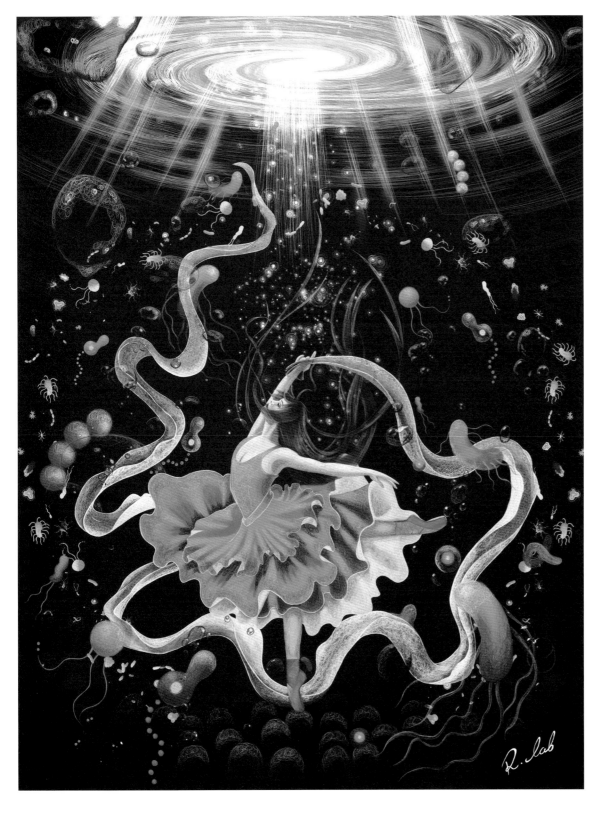

与菌共舞

无论是外在的生活环境，还是
我们人体自身的由表及里，都
遍布巨量的微生物。有些微生
物是人类的敌人，而大部分微
生物是人类的朋友。与人体亲
密共生的微生物，可以说是伴
随我们一生的重要朋友。所谓
生命，也是一场与菌共舞的浪
漫之旅。

扫一扫长"肠"识

美丽世界

作品以极具装饰意味的画面，将蝴蝶、游鱼、飞鸟、花朵、绿叶、微生物，混合成一张美丽女子的脸庞，以此寓意遍布微生物的美丽世界。

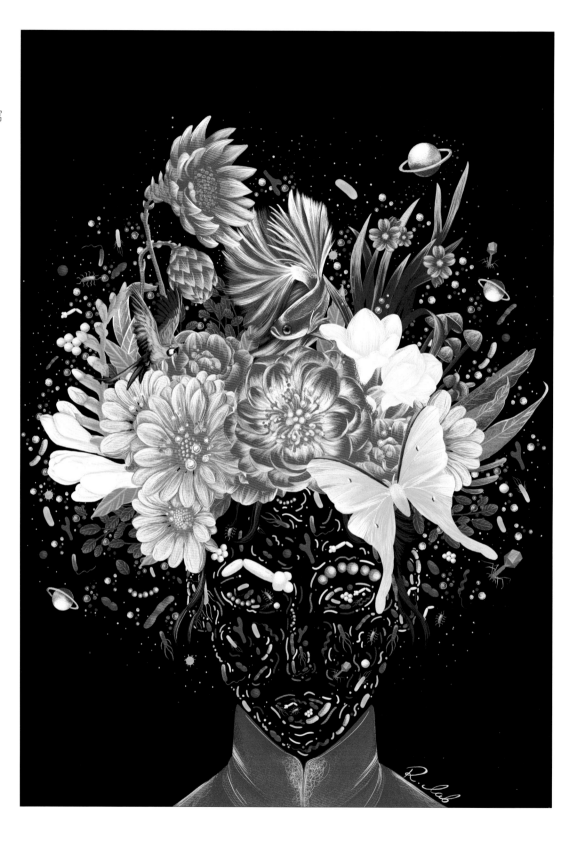

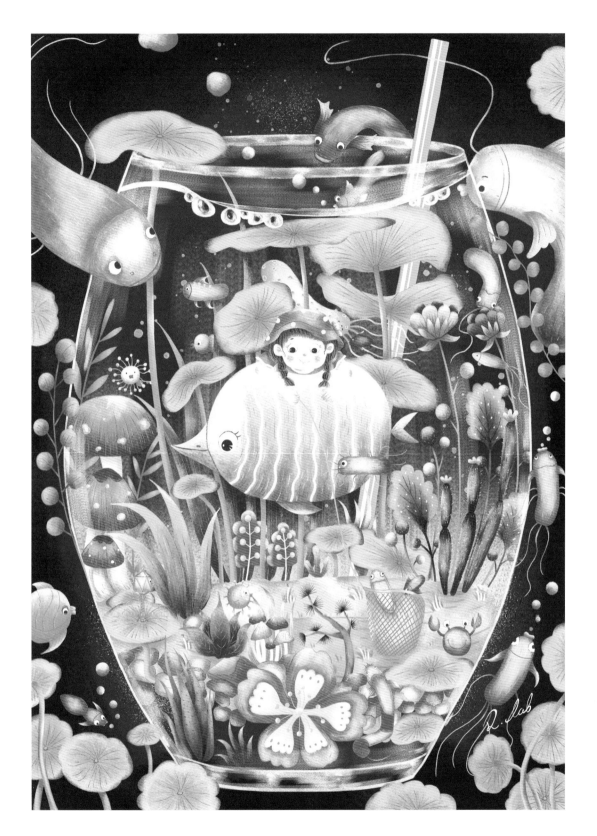

杯中游

小小姑娘杯中游
骑鱼来垂钓
一网撒下去
捞起一个小东西
游鱼过来瞧热闹
你看看我
我看看你
原来大家都是微生物

扫一扫长"肠"识

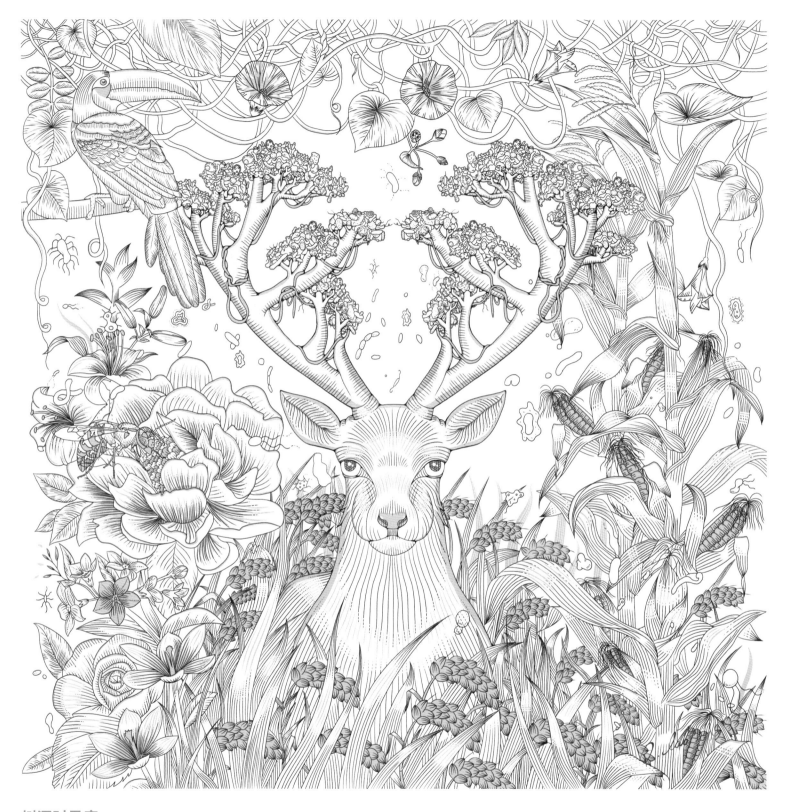

树深时见鹿

在某个遥远的春日，少年李白寻访友人不得，曾写下如此唯美的诗句："犬吠水声中，桃花带雨浓。树深时见鹿，溪午不闻钟。"行走于幽深静谧的深林，与美丽安详的鹿不期而遇，最终结果或未如愿，沿途风景已然值得，这是不是像极了我们的人生！在我们的传统文化中，鹿是吉祥之兽，有健康长寿的寓意。肠道生态多菌而健康，宏观生态多样而繁荣，社会生态多元而和谐，共同铸就一幅美好的生活图景。与好"菌"为友，健康"肠"在，人生所遇，皆为美景。

扫一扫长"肠"识

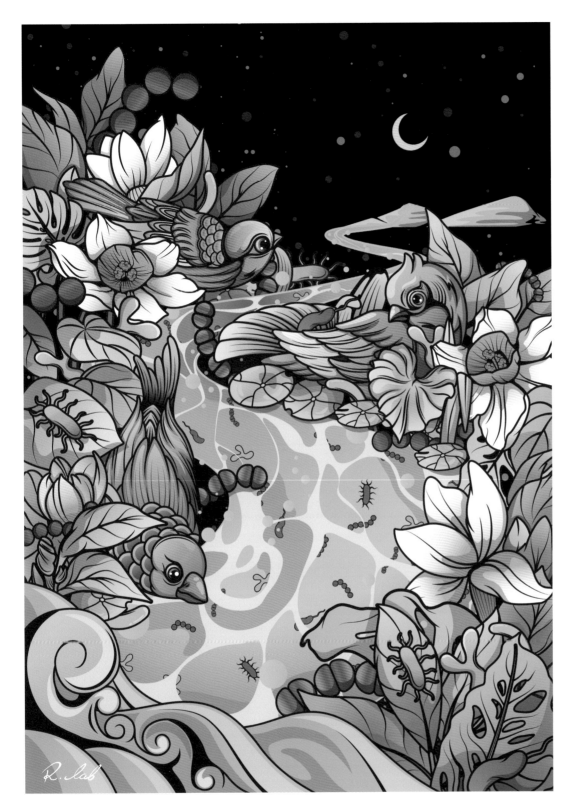

美美与共

"天地有大美而不言"。在我们共有的地球家园里，动物、植物、微生物，各美其美，共同构成了和谐健康的地球生态系统。身为人类，当有十分敬畏，美其之美，美美与共。

扫一扫长'肠'识

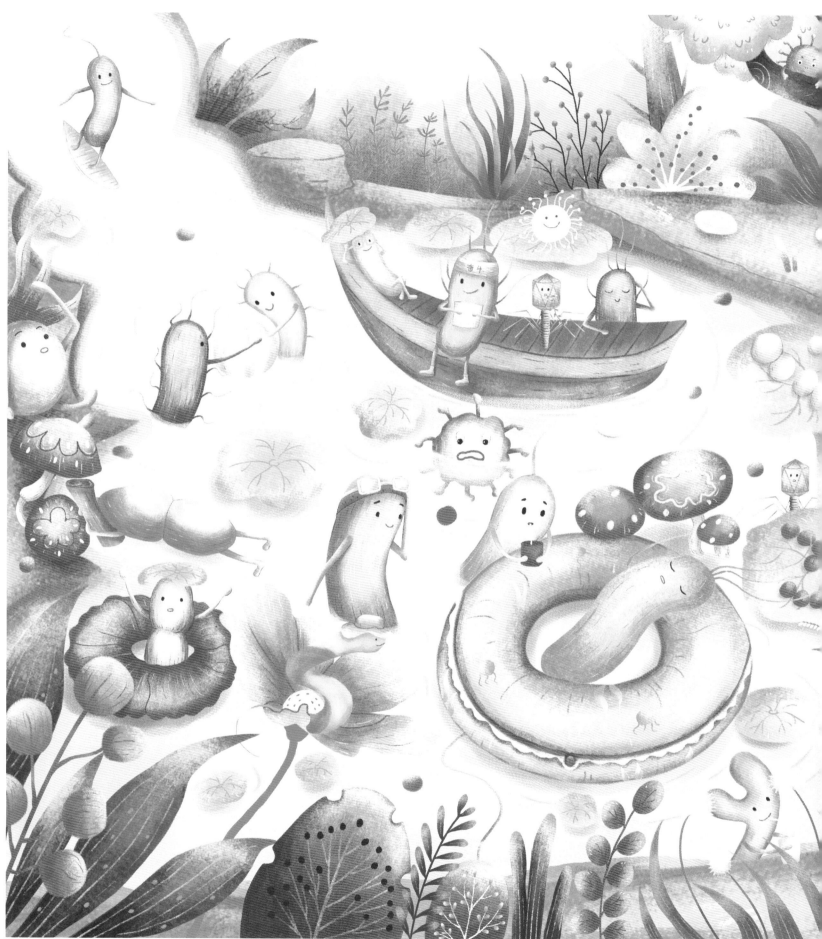

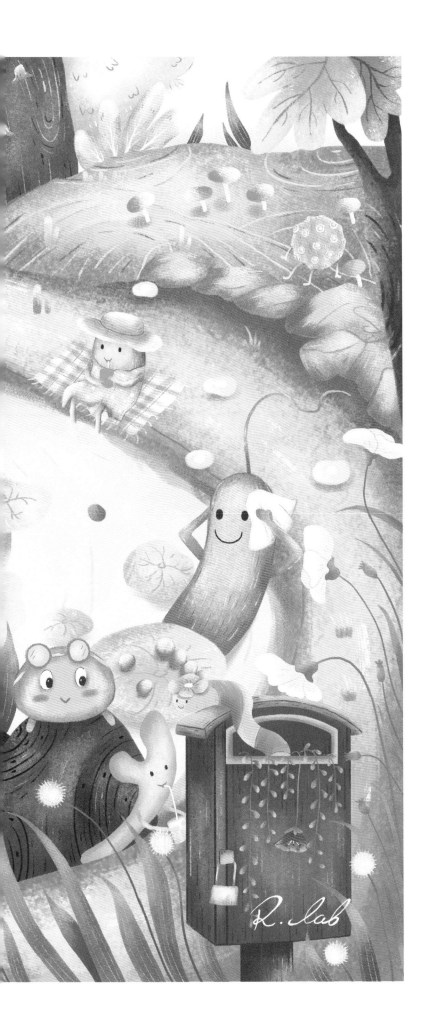

肠道河漂流

在肠道母亲河上，冲浪、划船、游泳、漂流、小憩……肠道微生物们憨态可掬，其乐融融。咦，哪里传来了不和谐的音符？原来是一只病毒溺水啦！

10

菌脉相传

正如 1958 年的诺贝尔奖得主里德伯格所说，人体是一个由自身与共生微生物组成的"超级生物体"。自出生那一刻起，我们就会陆续从母亲、家庭成员以及出生环境里，获得至关重要的微生物"种子"。这些种子快速接触我们的皮肤、口腔、肠道等处，很快定植下来并开始繁衍生息，最终发展成与我们共存共荣的微生物群落。从某种意义上说，这些与我们共生的微生物也是名副其实的"传家宝"，与血脉一样，代代相传。这就是所谓的"菌脉相传"。

"母亲在生产前后几个小时之内，通过产道和母乳传给孩子的最早的友好细菌，对于保证孩子建立健康的菌群是至关重要的。由于这些细菌是世世代代通过母亲传给孩子的，一直与这个家族在一起共同演化，维护大家的健康，因此，在'血脉'相传之外，把这友好细菌的'菌脉'传给孩子，对于一个家族世世代代的健康是非常关键的！"在《"血脉"与"菌脉"》——Martin J.Blaser 博士所著《消失的微生物》序言一文中，美国罗格斯大学应用微生物学冠名讲席教授、上海交通大学微生物学特聘教授赵立平首次提出"菌脉"的说法，并进行了详尽阐述。

自然分娩和母乳喂养，是呵护宝宝稚嫩"菌脉"的两个重要因素。然而，由于剖腹产比例居高不下、过早奶粉喂养以及抗生素滥用等问题，人类共生微生物的多样性正在逐代下降。这或许是现代社会各种代谢性疾病及自身免疫性疾病发病率升高、发病人群年轻化的一个潜在原因。

美国科学院院士、全球知名的微生物学家 Martin J. Blaser 教授，在他撰写的《消失的微生物》一书中，讲述了我们正在面临的"菌脉"传承危机，以及可能对孩子造成的长期健康危害。让我们聆听并且牢记他在《肠·道》演讲中面向中国以及全世界妈妈们的大声疾呼：

"我们要减少接触抗生素，除非这是医疗所必须，除非医生说这个孩子、这个人必须使用抗生素。

我们要避免年轻女孩和妇女使用抗生素，除非必要。

避免孕期服用抗生素，除非必要。

不要剖腹产，除非必要。

不要给你的宝宝使用抗生素，除非必要。

婴儿应接受尽可能长的母乳喂养。

我们应该避免食用含有抗生素的食物。

我们应该避免饮用含有抗生素的水。"

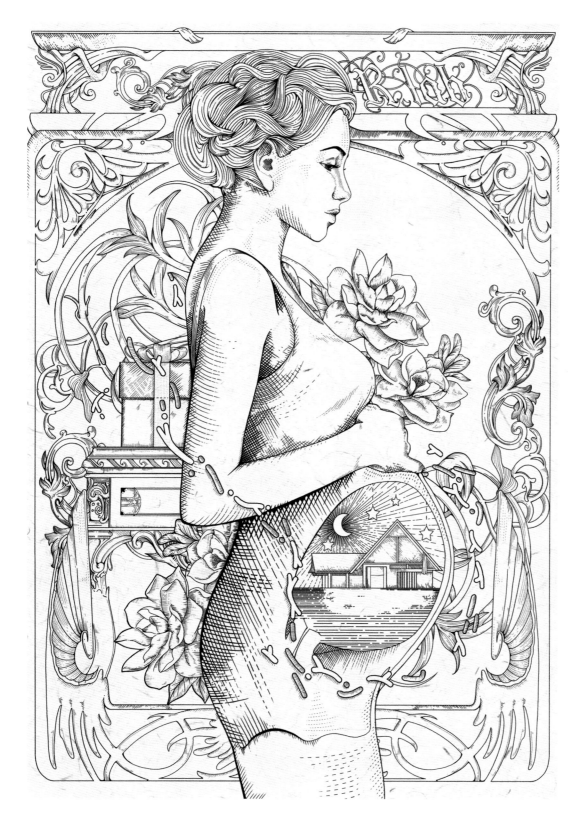

永恒的爱

胎儿住在妈妈的肚子里，就像是夜晚住在海边安全的小木屋里。等黑夜过去，房门打开，孩子就出生啦！以各种杆菌为代表的有益微生物形成一道长链，连接着母腹与母亲身后的礼物盒，寓意母亲给予的菌群是孩子来到世界上的第一份礼物。环绕母亲的栀子花，花语为永恒的爱，寓意母亲给予的菌群，连同母亲的爱，会陪伴孩子一生。框式构图，层次丰富的线条，繁花装点的婀娜女性，以及最有特点的"意大利面条"式头发，无不具有浓郁的穆夏风格。菌脉相传，艺术也相传。

扫一扫长"肠"识

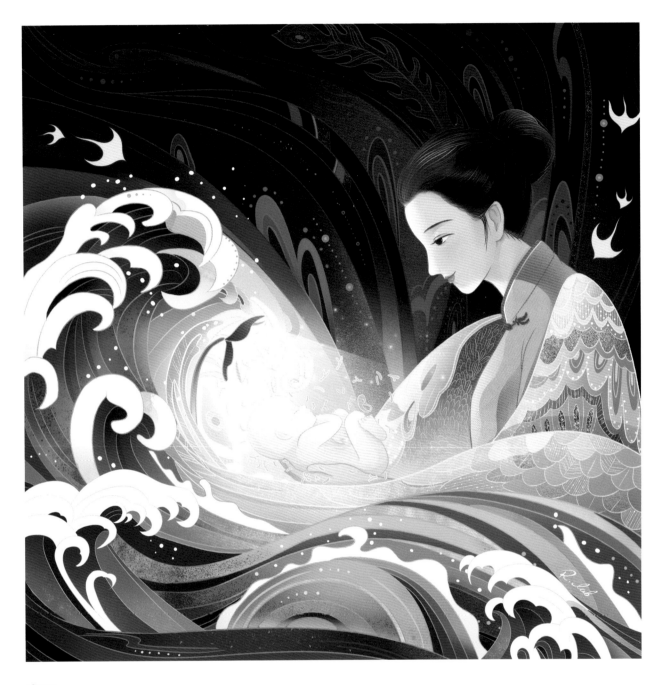

春晖

自然分娩与母乳喂养，是菌脉传递的两大通道，而两者都离不开母亲的忘我付出。
"谁言寸草心，报得三春晖。"理解了菌脉相传，也就更能体会母亲的恩慈。春晖之
恩无以为报，更要珍爱此身，守好菌群传家宝。

扫一扫长"肠"识

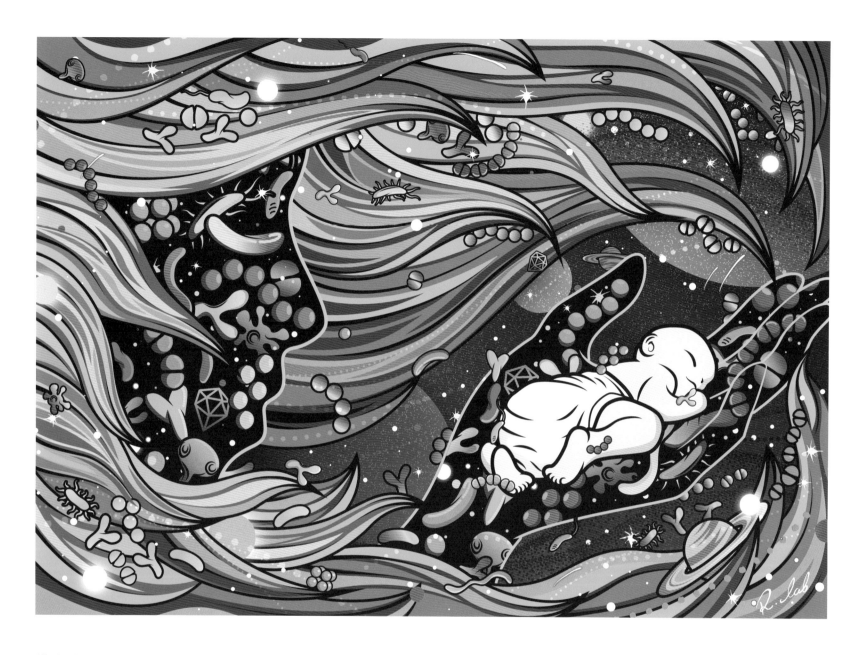

掌中珠

作品以线条轮廓和微生物填充，构成母亲的脸庞与手掌，非仔细不能看出，正如母爱深沉，需要用心领悟。趴在母亲手掌上的婴儿形象则十分鲜明，如宝如珠。对孩子的爱有成百上千种形式，其中一定有一种，是母亲给予初生婴儿的"微生物宇宙"。

扫一扫长"肠"识

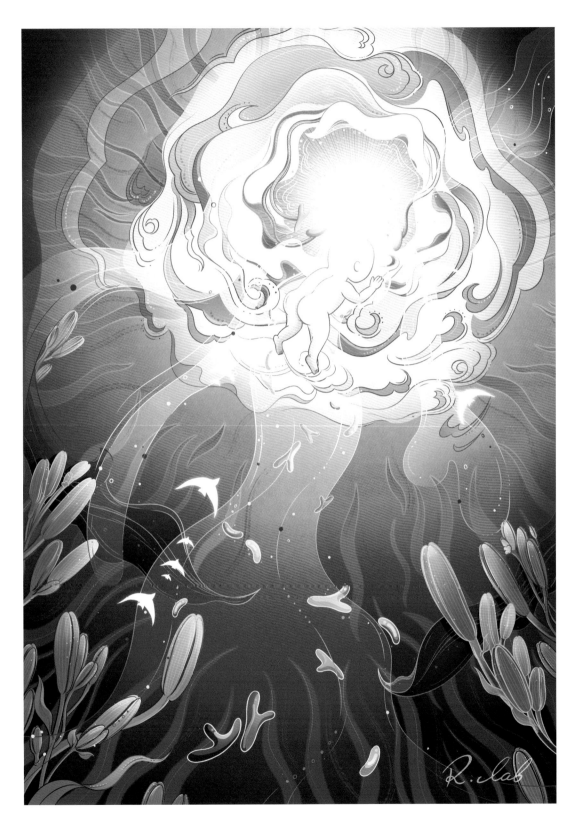

第一份礼物

当一个婴儿呱呱坠地，TA 并不完全是赤裸的，正如作品中我们看见的那样，其实 TA 刚刚收到了来自母亲的第一份礼物——一件隐形铠甲。和哈利·波特继承自父亲的隐形衣一样，这件隐形的铠甲"永久有效，持续隐形，无论用什么咒语都不可破解……"。这便是母亲通过产道传递给孩子的第一批微生物，它们对生命早期肠道微生物的形成和最初免疫系统的塑造，都至关重要。萱草花是中国的母亲花，作品即以萱草花的形状与祥云纹相结合来形容母亲的子宫。画面下方含苞待放的萱草花蕾，则预示了婴儿即将诞生、女人即将成为母亲的神圣时刻。

扫一扫长"肠"识

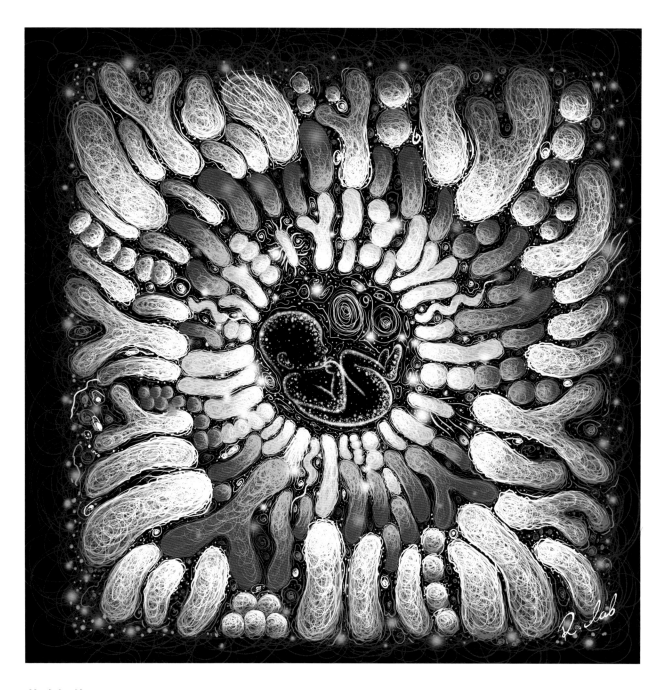

菌脉相传

"我"不仅是我，也是我与微生物的共生体。生命不仅是人
体的血脉相传，也是微生物的菌脉相传。

扫一扫长"肠"识

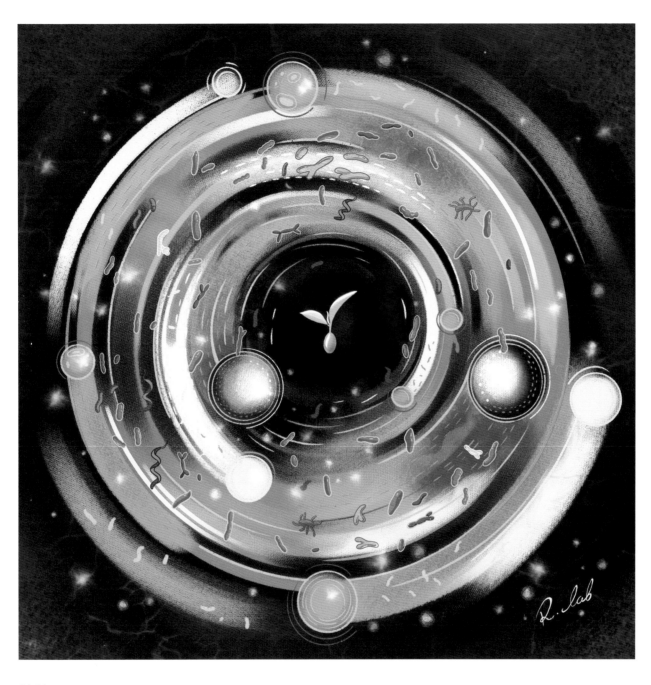

护篱

家人传递的微生物，帮宝宝建立起最初的免疫屏障，就像是一道精心设计的护篱，呵护着生命稚嫩的新芽。

扫一扫长"肠"识

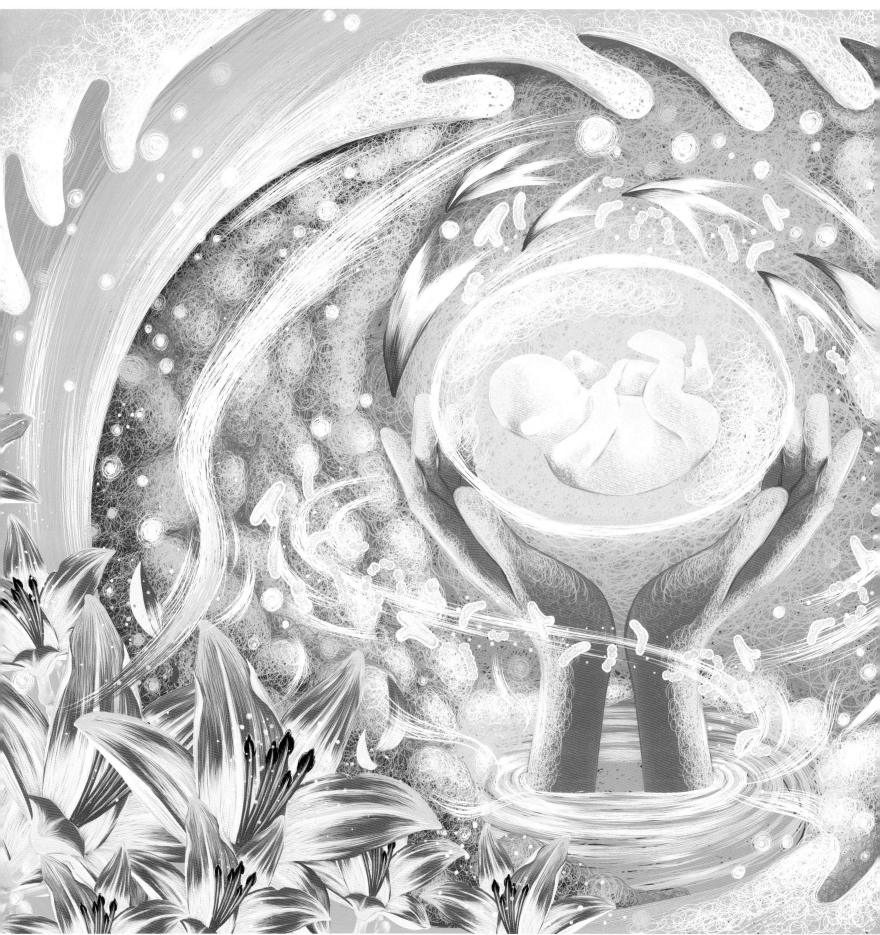

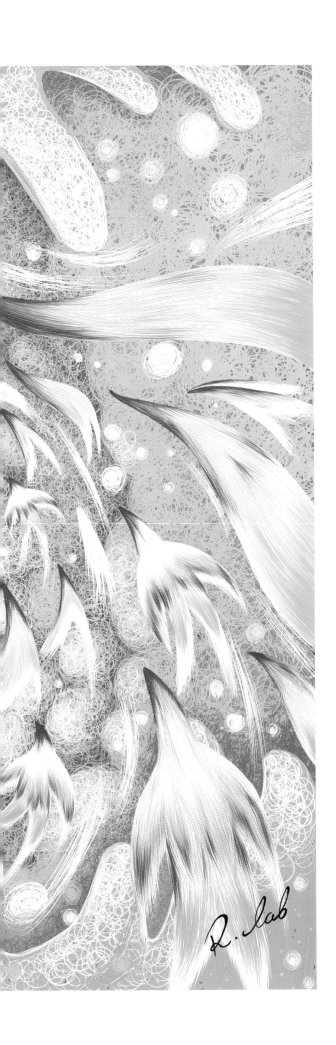

You Raise Me Up

在生命的洪流中
她将我们高高托举
传递血脉菌脉
许以一世安康
但愿萱草花灿烂
许她再无烦忧

扫一扫长"肠"识

11

一方水土一方菌

中国的长江流域和南美洲的亚马孙河流域，分布着大大小小的生态系统。它们有很多相似之处，比如，都沐浴着充满能量的阳光，享用着奔流不息的活水，呼吸着以氮氧为主的空气；土壤里有相似的无机和有机营养，食物链也遵循着从顶端到底端的法则，生态系统的整体功能并没有大的差异。但它们的地理位置、气候特征、风土人情截然不同，生活其间的物种也大为迥异。

一方水土，塑造了一方生态系统，也造就了一方文化，养育出饮食习惯、生活生产方式以及思想观念都自有特点的一方人。而我们人体的微生态，也会受到一方水土、一方文化的影响，呈现出同为一方人的共性，这就是所谓的"一方水土一方菌"。

相似的地理塑造相似的环境，相似的环境造就相似的微生物，相似的微生物也因此更多定居在同一方人的身上。饮食习惯或许是塑造一方菌的最大力量，比如四川人肚子里的微生物或许更钟爱辣椒，广东人肚子里可能有更多爱喝汤的"小精灵"。此外，一方水土里的人，往往具有更为相近的遗传基因背景，肚子里的微生物也因此会长得更像一点。

肠道菌群与很多疾病都密切相关。要解开肠道菌群与疾病的关系，首先要搞清楚肠道菌群在疾病中发生了哪些变化。数据的积累，让科学家们有了惊讶的发现。来自南方医科大学珠江医院的周宏伟教授，就曾在《肠·道》演讲中介绍他和团队发表在《自然·医学》杂志上的研究成果：

"在我们的这个研究中间，纳入了不同的人的地理分布，它是通过一种随机地理分层抽样的方式抽样的。可以看到这个地理因素，它比其他的像年龄、血压、性别等因素要高出一个数量级。也就是它对菌群的影响，远远超过我们认知的疾病、年龄、粪便评分等这些过去明确的显著性因素对菌群的影响。

"我们课题组在几年前就已经观察到，并且认为这是一个非常重要的事情。什么重要的事情呢？就是菌群存在非常重要的地域性，包括健康菌群，包括疾病菌群。"

古人远行，在出门时会带上故乡的一包土壤或石头，到了远方用来泡水饮用。这故乡的土石，不仅是乡愁的寄托，或许也含有避免"水土不服"的故土"菌气"。借助科学的力量，今人或有可能破解蕴藏在古老习俗中的奥秘。

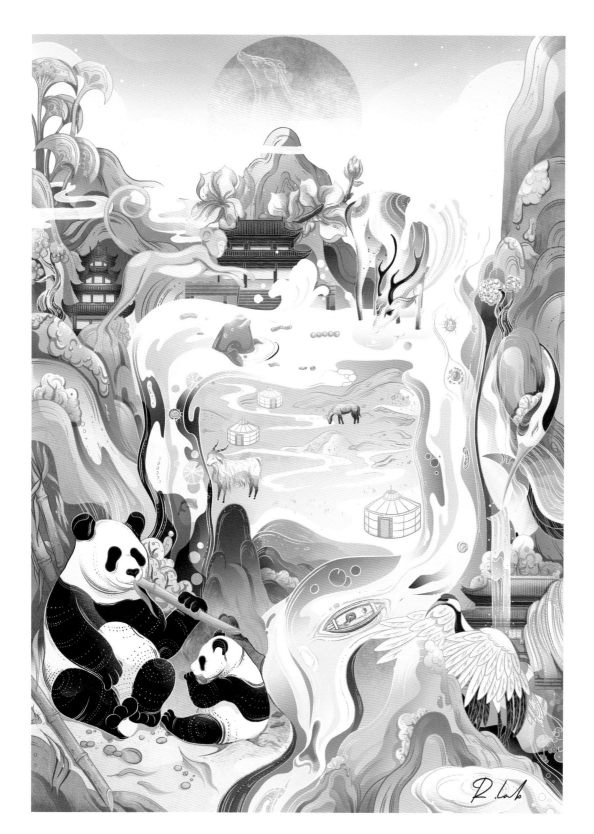

山川异域菌有别

作品描绘了四个不同地区的代表性动物，分别是四川成都的熊猫、金丝猴，湖北石首的麋鹿、白鳍豚，江苏盐城的丹顶鹤，以及草原上的牛羊。我们体内的微生物，也如同这些代表性动物一样，呈现出比较显著的地域差异。

扫一扫长"肠"识

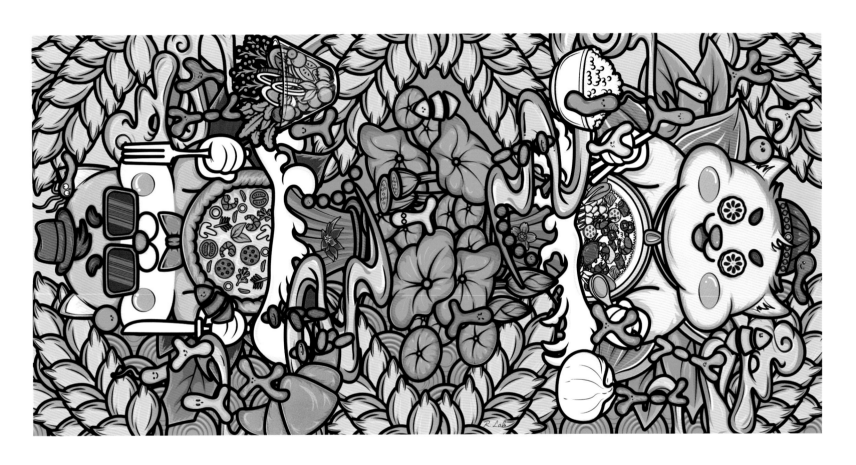

菌自故乡来

一左一右的两只动物正在进餐，筷子、勺子、小笼包、米饭、螃蟹——中式饮食习俗的代表，刀叉、比萨、沙拉、面包——西式饮食习俗的代表。相对而开的桃花与圣诞花，则象征了中西方不同的文化背景。两只动物的周边环绕着形态各异的微生物，种类和数量有所不同，寓意由于饮食习惯、文化背景的不同，中西方人群的微生物以及肠道微生态系统也有差异，但都会健康成长，生机勃勃。我们成长与生活的地方，不仅定义了"我来自何方"，也参与塑造了我们的肠道菌群，此之谓"菌自故乡来"。

扫一扫长'肠'识

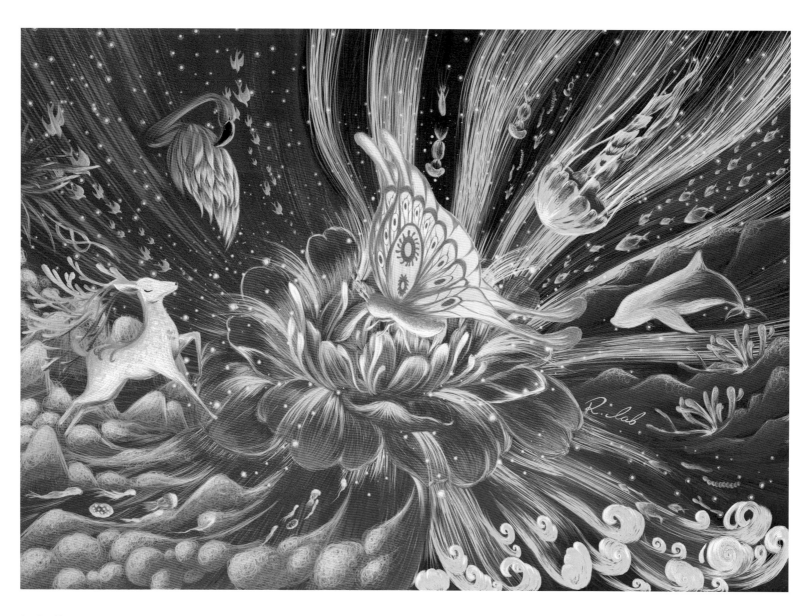

红与蓝

作品以蓝紫色与红黄色形成的冷暖对比，强调了地域给生态系统带来的差异。海洋与陆地的生态系统，不仅有以水母、海豚、鱼群、珊瑚与火烈鸟、梅花鹿、牡丹花、蝴蝶为代表的动植物的差异，也有各种微生物的差异。

扫一扫长"肠"识

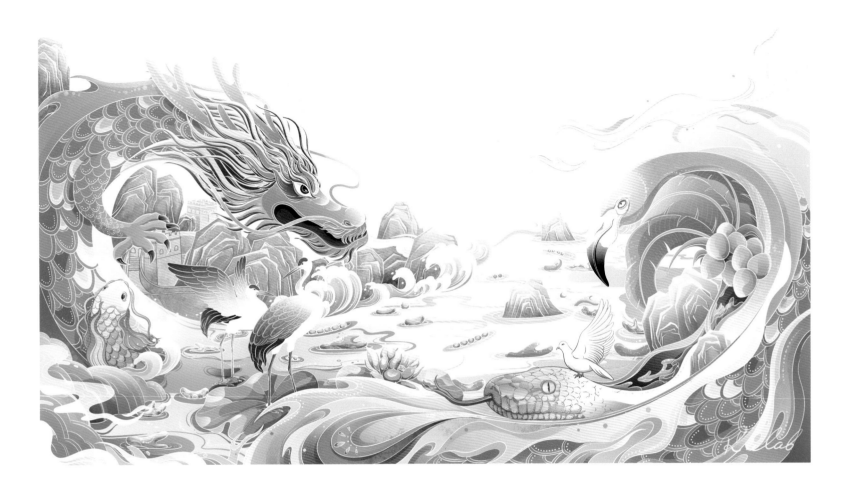

和而不同

孔子曾说过"君子和而不同"，君子虽然见解各有不同，但不失彼此间的和谐。这个道理，大到民族、国家、小至个体的微生态系统，皆可适用。作品以青龙、仙鹤、荷花与凤尾等典型东方文化元素，与火烈鸟、和平鸽、棕榈树、蛇等典型西方文化元素，二者构成隐约的太极图造型，寓意中西方文化各有特色，各美其美，而又风月同天，和谐共存。蜿蜒的河流中漂浮着多种微生物，隐喻了中西方人群肠道微生态系统的和而不同。

扫一扫长"肠"识

12

生态重生

电影《狮子王》里,遵从自然法则的木法沙国王深谙平衡的精妙,在他的治理下,王国一派繁荣。当阴险无情的刀疤篡位后,大肆杀戮,一时间生灵涂炭,万象凋敝。还好,最终辛巴反击成功,恢复自然法则,重建了往昔的繁荣。

而在现实中,会有这样幸运的故事发生吗?当一个生态系统(不论它是大是小)遭遇极端情况,承受过重伤害,还有多少机会能被修复呢?如果竭尽全力也无法恢复到原样,是否可以索性推倒重来,就像铲掉枯萎的草坪,重新移植一块上去?就肠道微生态系统而言,答案或许是肯定的。

近十年来,一个重口味但颇为有效的生态疗法在全世界引起广泛关注,那就是粪菌移植。它的基本原理,是将来自健康人类粪便里的微生物,移植给那些肠道菌群已经严重紊乱的病患,以菌治菌,重建他的肠道微生态,从而达到治疗特定疾病的目的。

举个例子:肠道里出现艰难梭菌感染,可能造成伪膜性肠炎,严重可危及患者的生命。这种疾病的起因,通常是由于使用某些抗生素,正常的肠道微生态系统遭到破坏,致病性的艰难梭菌趁机获得了爆发性生长。以往治疗这种疾病,医生的常规武器仍然是抗生素,这类似于饮鸩止渴,有一定的治疗效果,但同时可能导致患者的肠道微生态系统继续遭到破坏,陷入恶性循环。因为艰难梭菌的耐药性和肠道微生态系统迟迟无法恢复等因素,有些患者可能反复发作,最终只能通过手术切除感染肠段的方式来挽救生命。粪菌移植就为这类患者带来了福音，在一些临床试验中，治疗的有效率超过 90%。

其实，用粪菌治病，古已有之。东晋时期的医药学家葛洪在医书《肘后备急方》中记载的"黄龙汤"，就是一种来自健康人体的粪液，可以用来治疗严重的食物中毒和伤寒等疾病。如今，在现代科学的加持之下，粪菌移植以及由此衍生出的更加安全可控的选择性菌群移植、活体生物药等方法，逐渐被主流医学界认识和接纳。

除了用于治疗复发性艰难梭菌感染，粪菌移植在治疗炎症性肠病尤其是溃疡性结肠炎方面，也有不少成功案例。在治疗代谢性疾病、心血管病、精神疾病等非肠道疾病方面的实践，也在如火如荼地开展，部分研究已有令人振奋的成果。

粪菌移植起效，直接证明了肠道菌群在维持人体健康中的核心重要作用，并为肠道微生态的修复与重建，探索出一条希望之路。未来，科学家们或许能找到更为精准的修复、重建肠道微生态的方法，人类将会拥有更多的微生态重生之道。

蝶变

一个装满靓丽微生物的瓶子，就代表一个肠道微生态系统。当肠道微生态系统遭遇严重破坏时，不妨将瓶子彻底清空，注入健康瓶子里的生态系统，像蝴蝶一样蜕变重生。

扫一扫长"肠"识

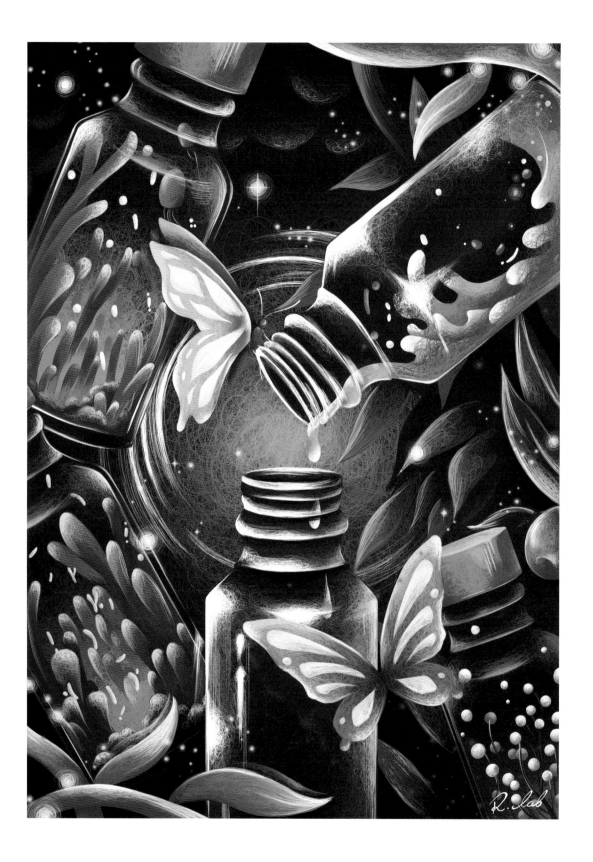

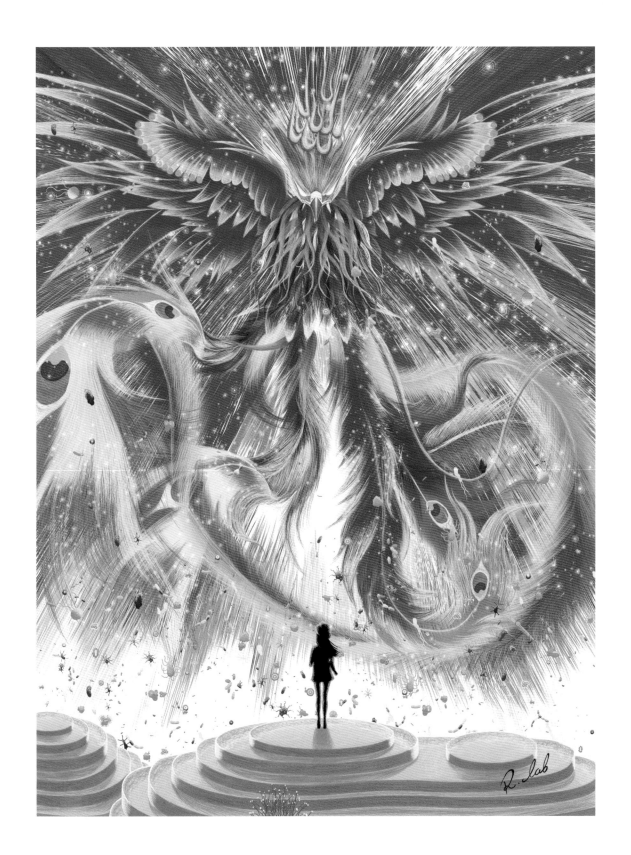

凤舞

粑粑梯田，蕴含生机。
点粪成金，妙菌回春。
凤凰浴火，向死而生。
菌群移植，健康重启。

扫一扫长"肠"识

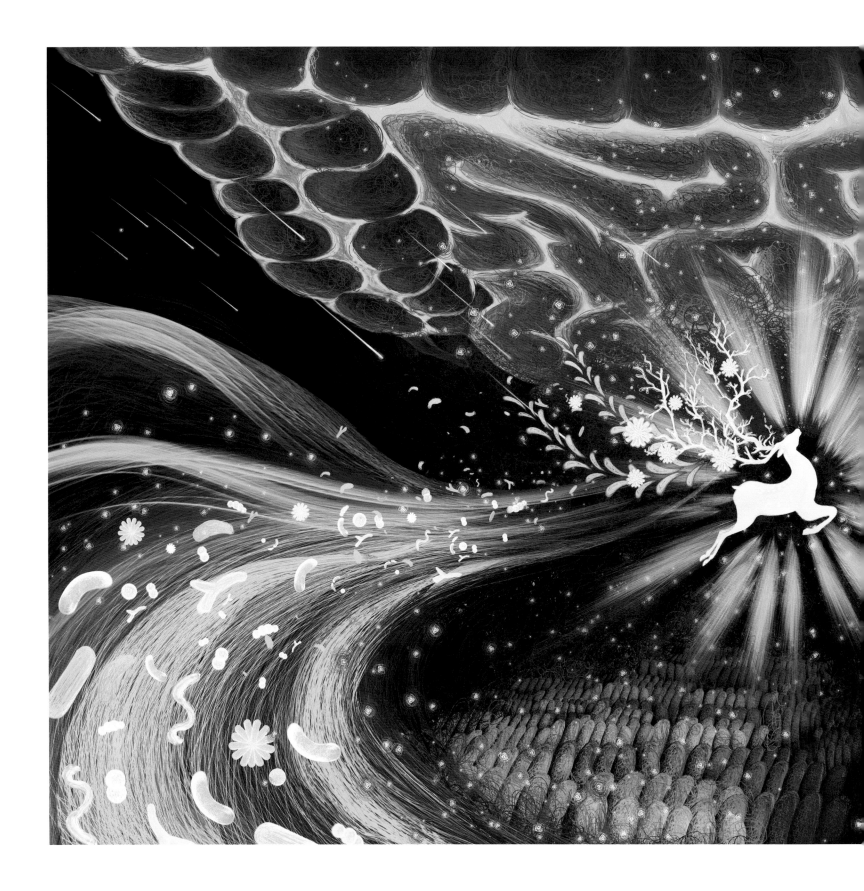

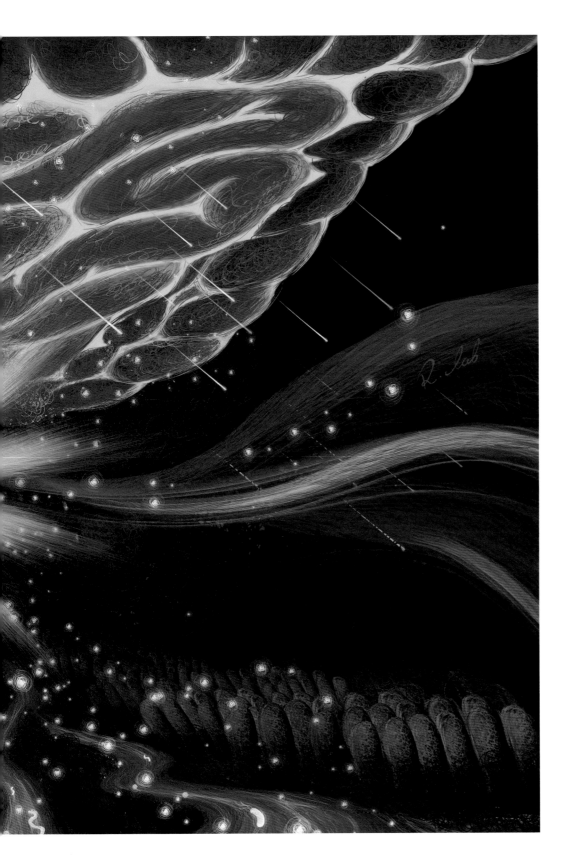

神鹿

肠道形状的火山云下，一头神鹿灵动跳跃，所到之处，将令人不安的血红转化成祥和的冰蓝。枯萎衰败的肠绒毛森林因此焕发盎然生机。由肠黏膜创意而来的火山体上，鹿角肆意播撒下的微生物，犹如种子带来新生的希望。在传统文化中，鹿是象征幸福和长寿的神物。粪菌移植这种新型治疗手段，正如画中的神鹿，能帮助人们重建被摧毁的肠道微生态，带来健康的希望。

扫一扫长"肠"识

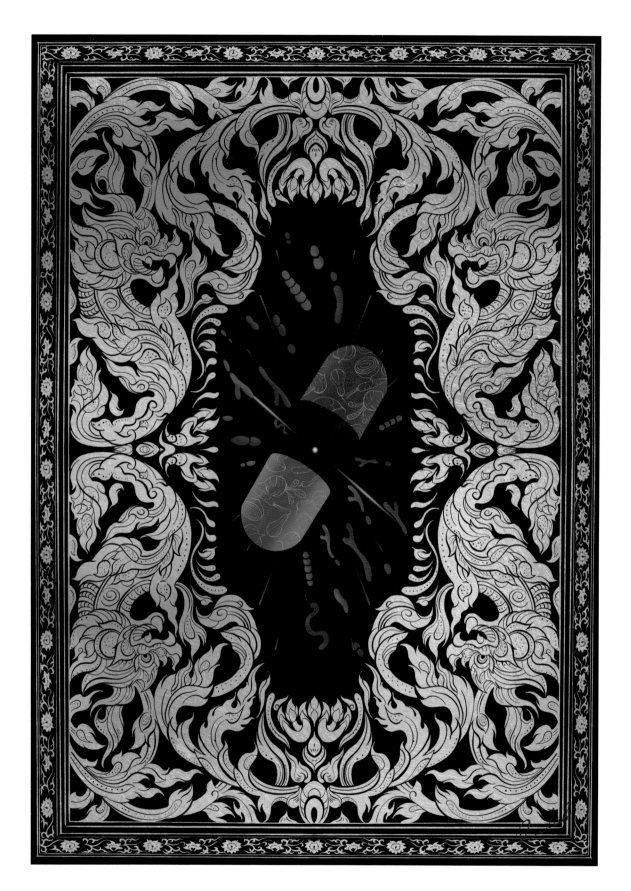

灵丹

对于濒临崩溃的肠道微生态
系统，粪菌移植或许能带来
一线生机，堪比可起死回生
的灵丹妙药。

扫一扫长"肠"说

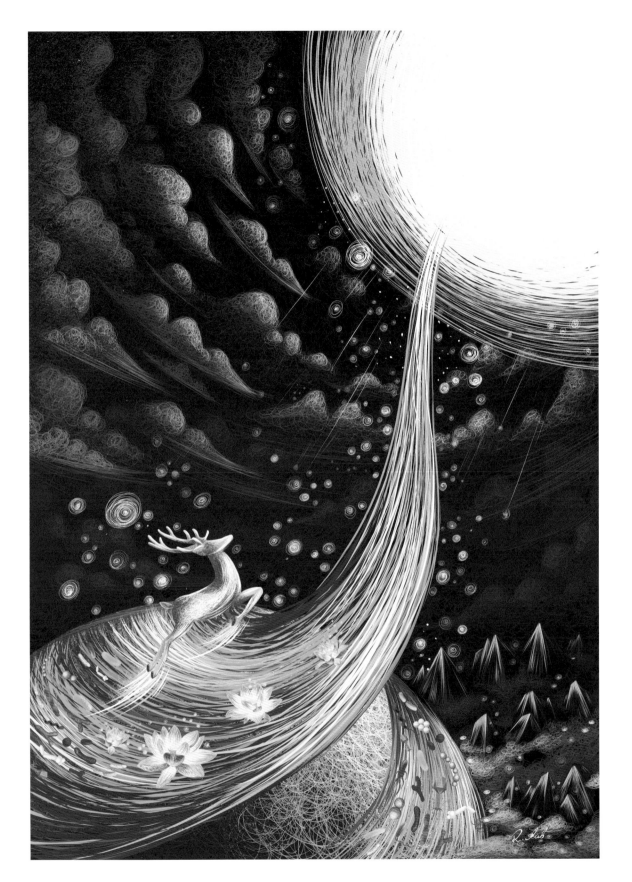

逐日

作品将肠道比喻为星球，随着新菌群的注入，寓意重生的莲花朵朵开放，象征健康长寿的神鹿也奔腾而出，逐日而行。重获新生的星球，将在神鹿与莲花的指引下，沐浴阳光，充满希望。

扫一扫长"肠"识

蝶恋花

作品将肠道艺术化表达为一束花，其中的主花材向日葵，花瓣由肠绒毛形状抽象而来，花蕊则是各种微生物的聚合。"你若盛开，蝴蝶自来"，当粪菌移植给肠道带来焕然一新的状态，就像这生机盎然的花束，那么健康也将是自然而然的结果。

扫一扫长"肠"识

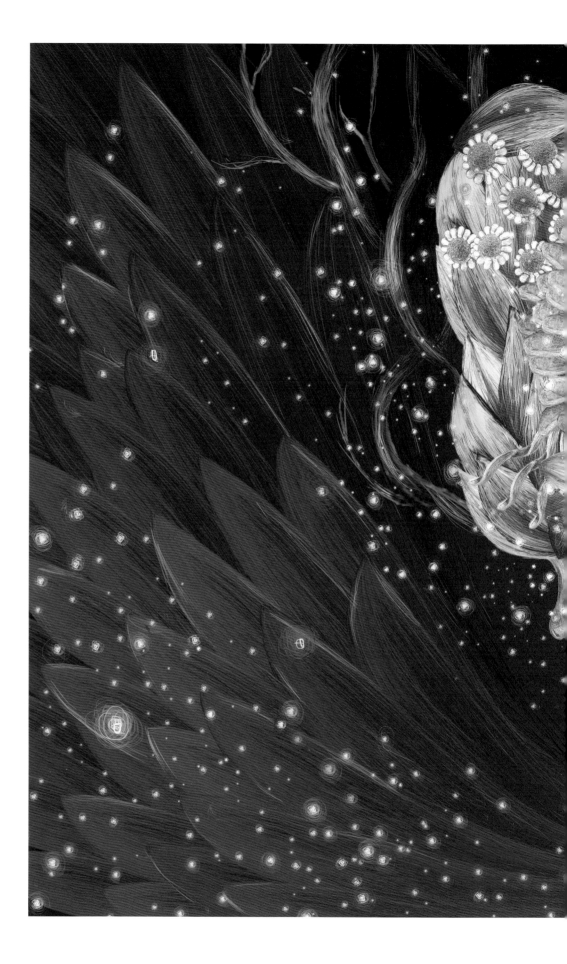

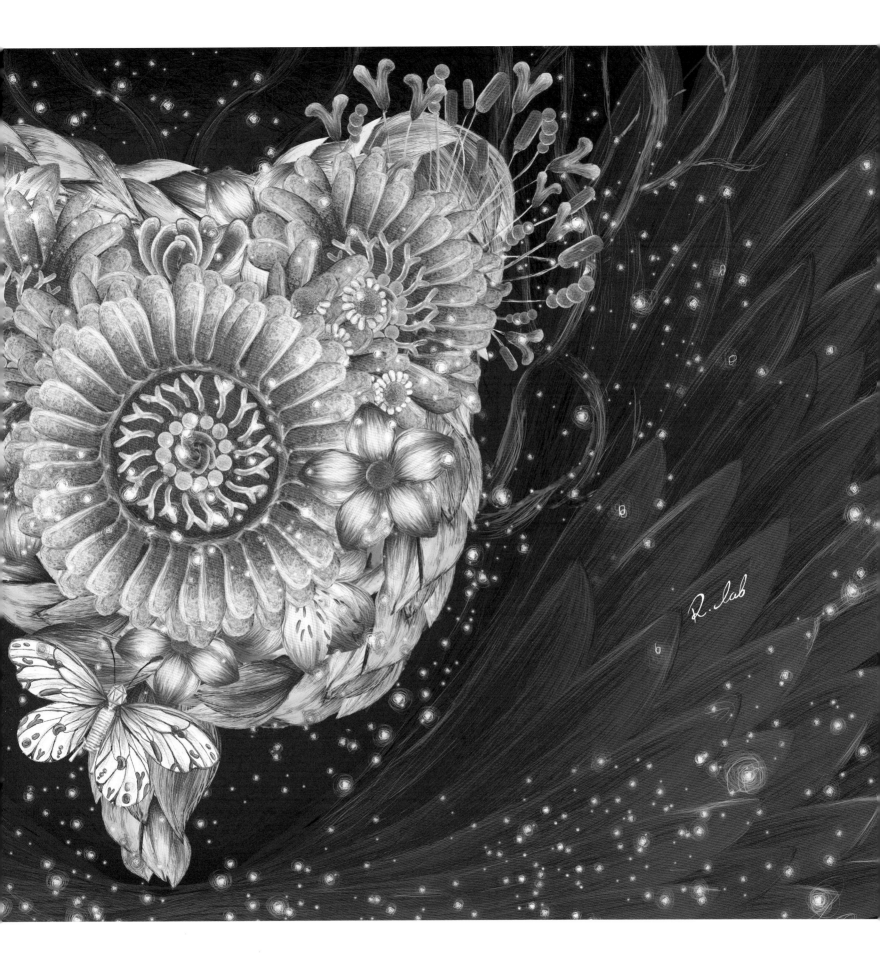

R. lab

13

「吃土」的孩子更健康

1989 年，英国科学家 David Strachan 首次提出"卫生假说"，受到普遍关注和认可。后来经过很多科学家的发展和修订，时至今日，我们可以这样去理解：孩子在生命早期，如果接触共生微生物（包括病原体和寄生虫）太少，日后可能比较容易得过敏性疾病。简单说就是：太干净，免疫弱，易生病！

基于"卫生假说"的这些知识点，可能会颠覆一些朋友的认知。比如，大多数微生物不是病原体，而是人类的朋友；人的健康离不开多种微生物的参与，人体共生的有益微生物种类和数量越多，人体的免疫机能可能就越强，越可能有效对抗病原微生物。

正如英国伦敦大学的微生物和免疫学家 Graham Rook 所说："免疫系统是一个学习系统，除非将数据输入，让免疫系统接触微生物，否则它无法正常工作，产生正常的免疫反应。"在生命早期，需要充分接触来自家庭和环境的微生物，这可能有助于人体正常的免疫发育，从而减少患上哮喘、湿疹、过敏等免疫炎症相关疾病的风险。事实上，与城市里被精心呵护的孩子相比，农村放养的孩子患哮喘的可能性确实小一些。

所谓"吃土"的孩子，指的其实是能早早接触到多样化微生物的孩子。随着孩子的成长，他们的共生菌群也会逐渐发展成熟，一般到三岁前后趋于稳定，变得接近成人。出生后的头几年，是家长帮助孩子建立健康的、多样化的共生菌群的关键窗口期。除了不要破坏"菌脉"的传递以外，带孩子走进大自然，接触土壤、牲畜，在家里饲养宠物，多与人接触，都能让孩子接触到多样化的微生物。

孩子接触的微生物越多样，越有利于发展出多样化的共生菌群，也越有利于免疫系统的发育。这样的孩子，身体自然也就更健康。

当然，我们需要严格防范新冠病毒、流感病毒、肺炎球菌等流行性病原体的威胁，但对待微生物如临大敌、避之唯恐不及的态度也不可取。凡事过犹不及。就我们的家居环境来说，整洁即可，过度消毒可能适得其反，带来的危害堪比滥用抗生素。

没有人能排除孩子成长道路上所有的障碍，成长总要在经历之后才可获得。从免疫发育的角度来说，也是如此。与其试图创造无尘无菌的"金钟罩"，不如放手让孩子"吃土"，让他们从环境中获得更丰富的共生微生物，在一次次的免疫演练、训练和实战中，增强自身的免疫力，长出自护自救的"铁布衫"。

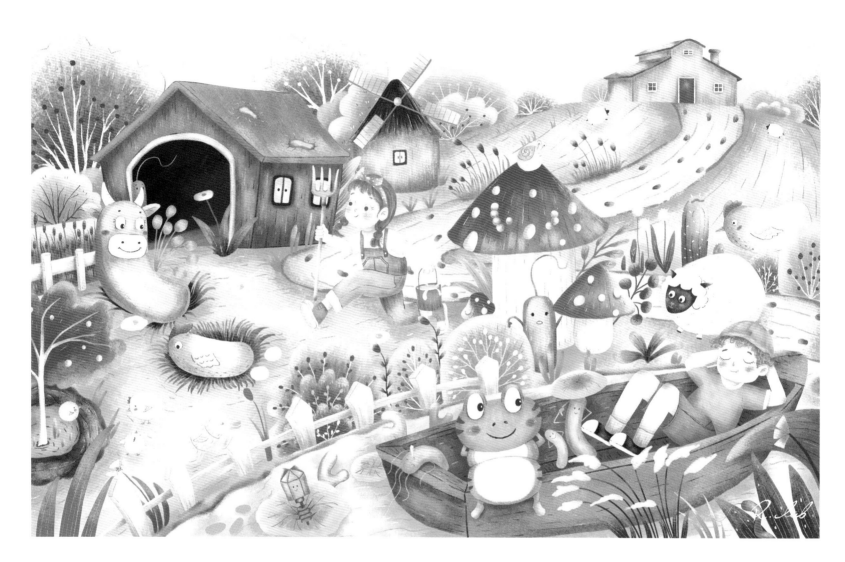

快乐农庄

走进农庄，与动物和植物做朋友，也与微生物做朋友。
自由自在的童年，健康又快乐！

扫一扫长"肠"识

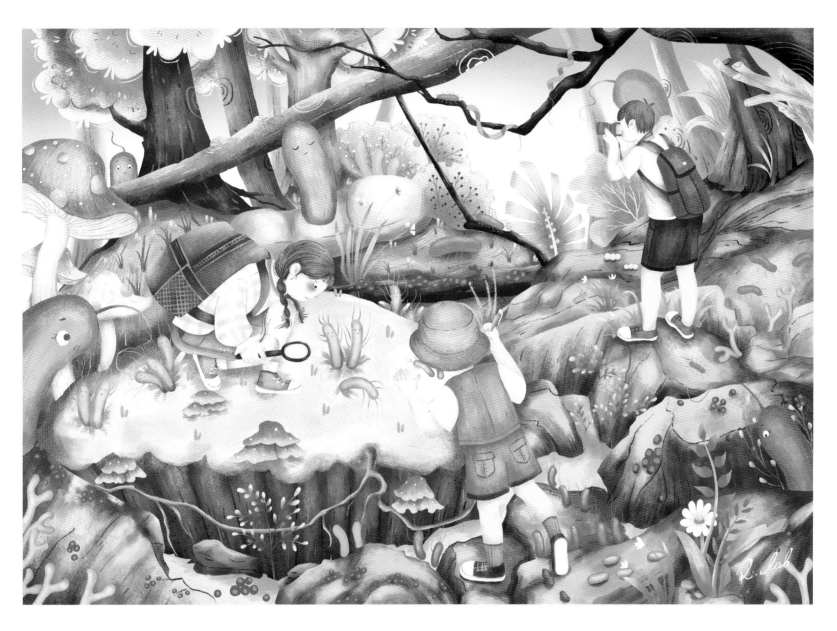

觅

登高爬山，涉水渡溪，大自然里充满乐趣，也隐藏奥秘，需要充满好奇心的孩子去探索。户外多样化的环境，多样化的微生物，无不在锻炼孩子的身体与意志，训练他们的免疫系统，帮助他们更加茁壮地成长。

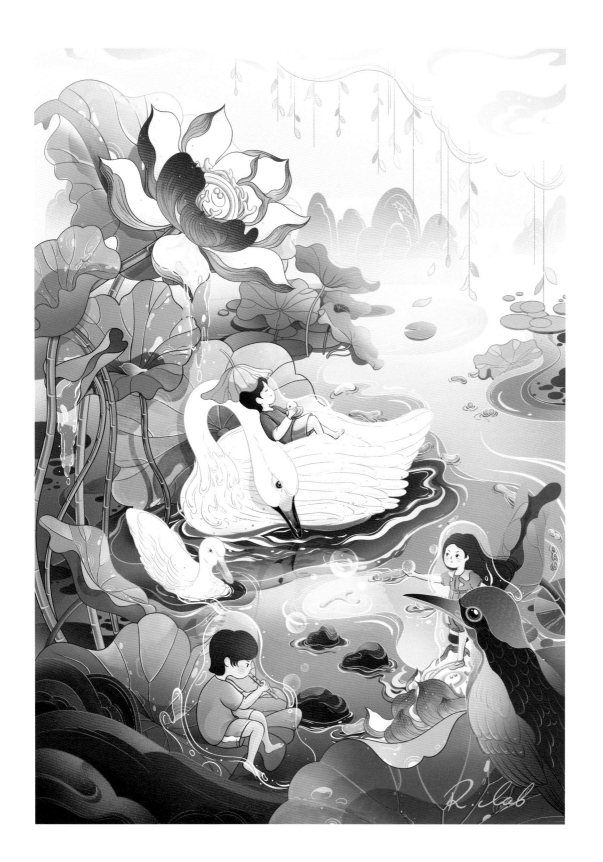

梦入芙蓉浦

"风蒲猎猎小池塘，过雨荷花满院香。"夏日荷塘边，和大白鹅一起做个奇异的梦，在荷叶船上随意吹一段笛曲，或者变成童话里的拇指姑娘站上花蕊，无处不在的微生物也显形成了有趣的玩伴……充满幻想、无忧无虑的时光，滋养着孩子们茁壮成长，也将成为他们此后一生的美好回忆。

扫一扫长"肠"识

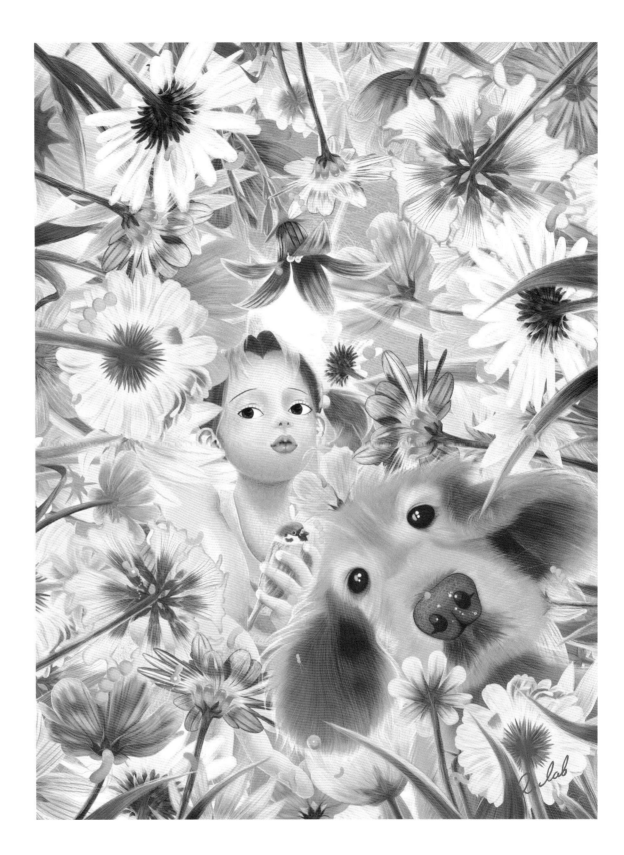

朋友

小小少年
喜欢朋友
小狗汪汪
小鸟啾啾
花儿朵朵
健康快乐
朋友多多

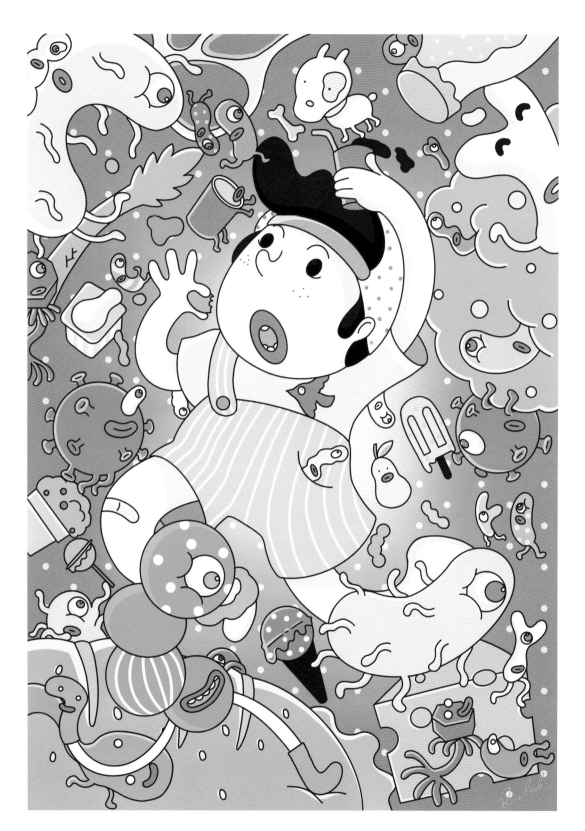

不害怕

在孩子的世界里，不仅有各种零食、各种玩具，还有各种微生物。孩子们无时无刻不在与菌共处，既包括有益菌，也包括有害菌。想想温室里娇弱的花朵吧，就大可不必谈菌色变。

扫一扫长"肠"识

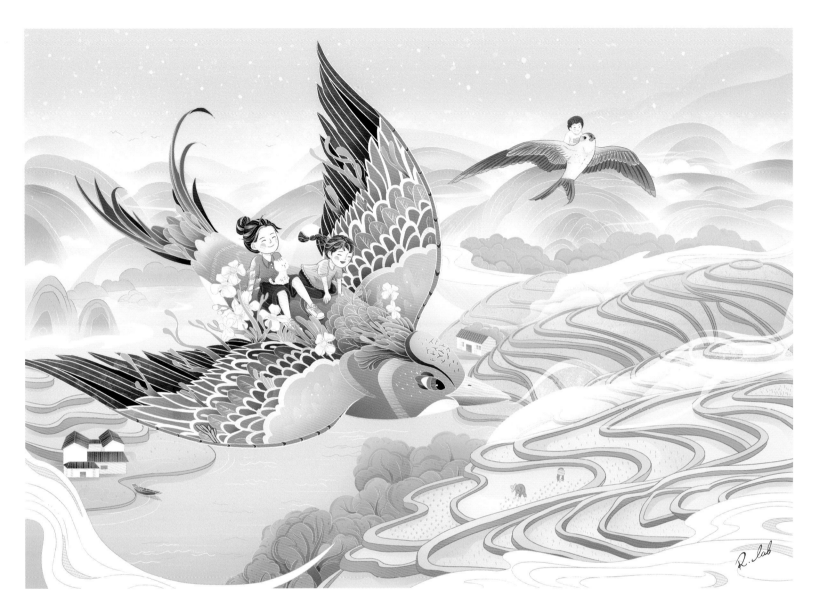

春来了

春天到了，燕子来了，孩子们的心，也跟燕子一起，飞上了蓝天，飞向田野，飞过河流和山峦……童年，该和春天一样，属于田野和天空，属于飞鸟与山川，属于辽阔的大自然。

扫一扫长'肠'识

14

营养多元化

中国有句成语，叫作"民以食为天"。古人认为天是最大的，所以用"天"来形容吃饭是最重要的一件事。无独有偶，西方有句谚语"You are what you eat"，直译过来就是"人如其食"。不论东方还是西方，人们对饮食的重要性都有深刻的认识。

健康的饮食，可以满足我们全身的营养和能量所需，带来强健的身体。而常吃营养质量低下的垃圾食品，可能引发消化不良、肠易激综合征、炎症性肠病等消化道疾病，还可能增加罹患心血管病、自身免疫性疾病、神经系统疾病甚至癌症的风险。

健康的饮食，也是塑造多样化人体微生态的关键要素。正如《肠·道》歌曲所唱，"生生不息的繁荣生态，每一种存在都需要犒劳"。在我们的肠道微生态系统中，成百上千种微生物也有它们自己的营养需求，需要健康饮食来满足。比如，食物中的膳食纤维是一些有益菌赖以生存的"食粮"，能使它们产生对人体健康有益的代谢物；如果膳食纤维摄入量不足，这些有益菌就可能挨饿，有害菌就可能趁机占据地盘，导致肠道微生态失衡，从而诱发某些疾病。

那么，怎样才算健康的饮食呢？推荐你参考《中国居民膳食指南（2022）》，这是集合了全球营养学（包括营养流行病学）、生命科学研究的启示，经过中国最权威的营养学家集体评判和推荐而成。

2022 年 4 月 26 日，《中国居民膳食指南（2022）》新鲜出炉，给出了平衡膳食八准则，其中第一条就是"食物多样，合理搭配"，推荐"平均每天摄入 12 种以上食物，每周 25 种以上"。食物多样，听起来容易，做起来难。但不论是你自己，还是你肚子里的微生物，都需要你坚持去做到。

此外，"吃动平衡，健康体重；多吃蔬果、奶类、全谷、大豆；适量吃鱼、禽、蛋、瘦肉；少盐少油，控糖限酒；规律进餐，足量饮水"，这每一条准则都是金玉之言，值得每个人去细细领会，并躬行实践。

健康的饮食，具体怎么吃呢？《中国居民平衡膳食宝塔（2022）》给出了简明、生动的图示。它根据《中国居民膳食指南（2022）》的准则和核心推荐，以宝塔的形象，体现了在营养上比较理想的基本食物构成。

当然，这并不是说每个人每顿饭都要吃成一个模板，毕竟人与人之间在遗传、生理功能、生活方式乃至肠道菌群等方面都有差异，不同个体对于营养的需求也不完全一样。但总体上，遵循"营养均衡，食物多样"的原则，倾听自己身体的"声音"，就能找到适合自己的健康饮食方式。

"健康中国，营养先行。"请你尝遍世间百味，豁免可怕的病痛和苦药！

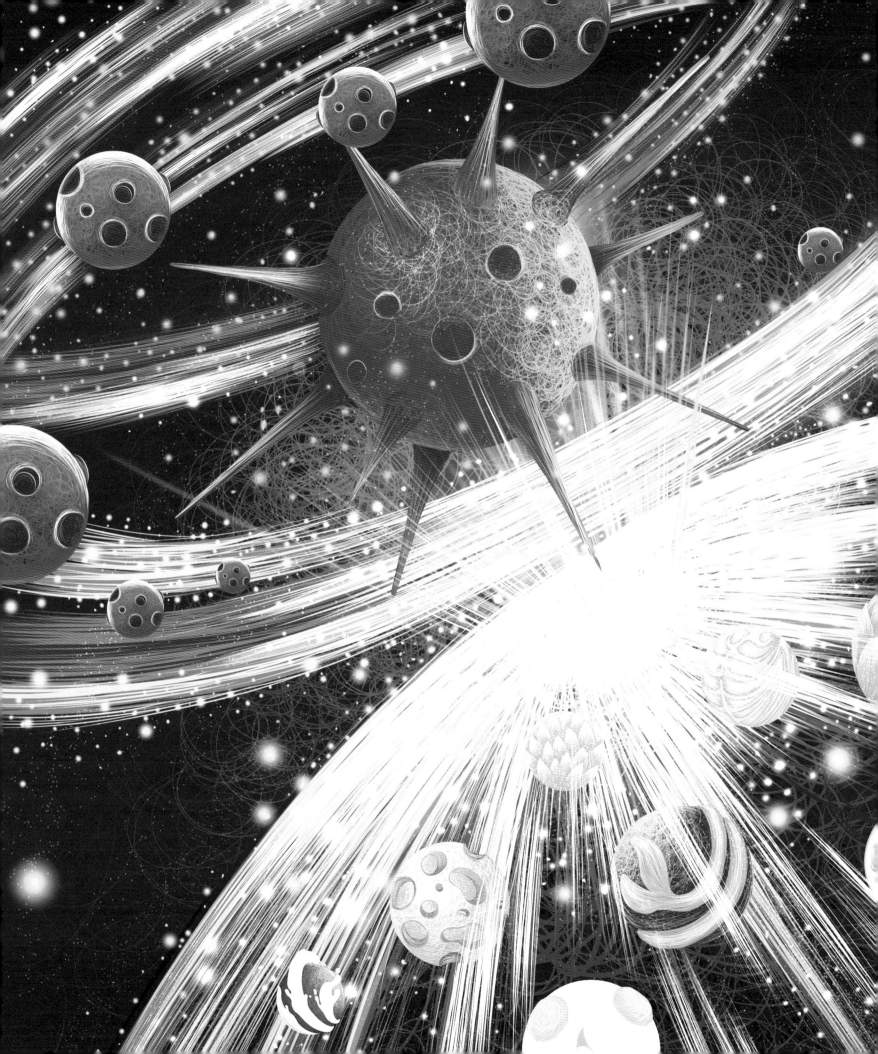

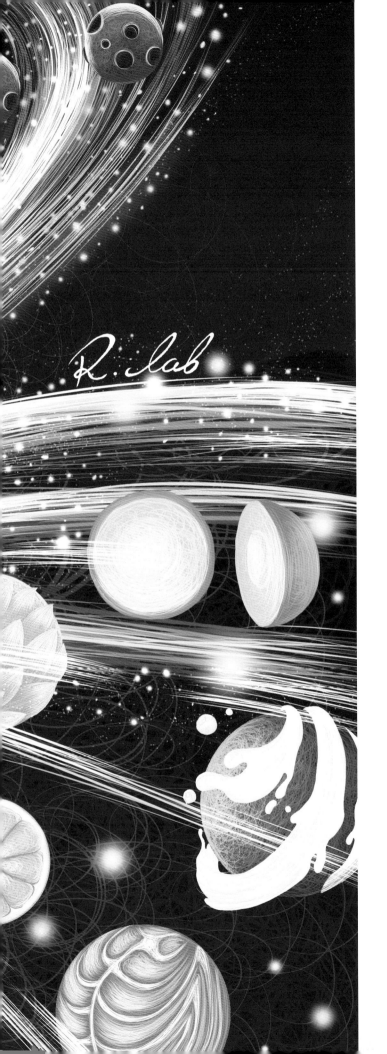

食物星球大战病毒黑洞

良好的营养是机体免疫力、人体健康最重要的来源之一，均衡多元、高膳食纤维的科学饮食则是获得良好营养的基础。作品以恢宏的想象，用一场食物星球与病毒黑洞的宇宙大战，诠释出"营养均衡、食物多样"的基本原则。

扫一扫长'肠'识

天鹅号

在我们的肠道宇宙内，核心的能量来源就是天鹅号上运载的食物，来看看都有些什么吧：牛奶，鸡蛋，燕麦，南瓜，豌豆，葡萄，蓝莓，石榴，金针菇……品种多样，营养多元。再仔细看看，天鹅形的船只，像不像胃的形状？小女孩甩出的钓鱼线，多么像弯弯曲曲的肠道！

扫一扫长"肠"识

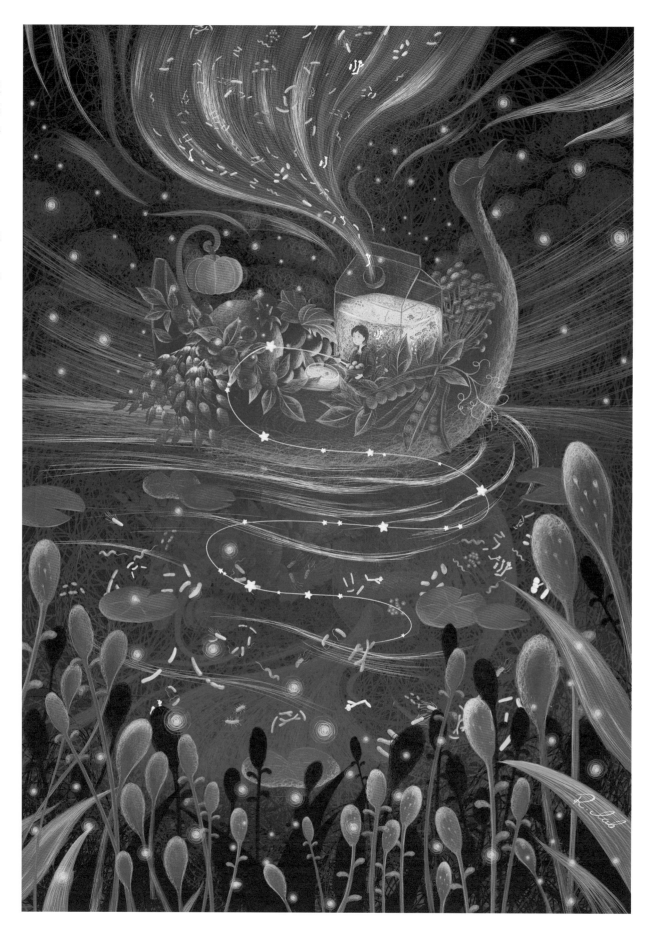

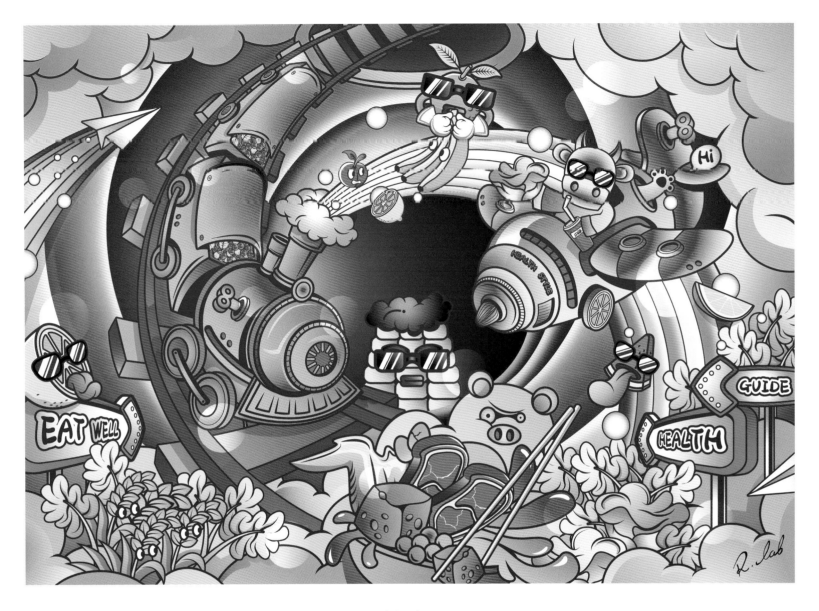

健康指南

画面以螺旋式的中心构图，引导我们将视线聚焦到开往肠道的小飞机和小火车上。它们为肠道带去了哪些健康食物？这份《健康指南》，请查收！

扫一扫长"肠"识

膳食纤维乐园

欢迎来到膳食纤维乐园！穿过由南瓜、玉米、豆类、香蕉、蘑菇等富含膳食纤维的食物构成的防护林，以及肠绒毛隔离带，就来到了乐园门口，门头连接着传输膳食纤维的能量飞船。只要通过大门，就会被注入满满的膳食纤维能量。不喜欢膳食纤维的有害菌闷闷不乐、百无聊赖，而喜欢膳食纤维的有益菌则大受鼓舞、倍感振奋。看，精神抖擞的乳杆菌正驾驶着能量满满的小车飞驰而来，乘客双歧杆菌也同样活力四射。

扫一扫长"肠"识

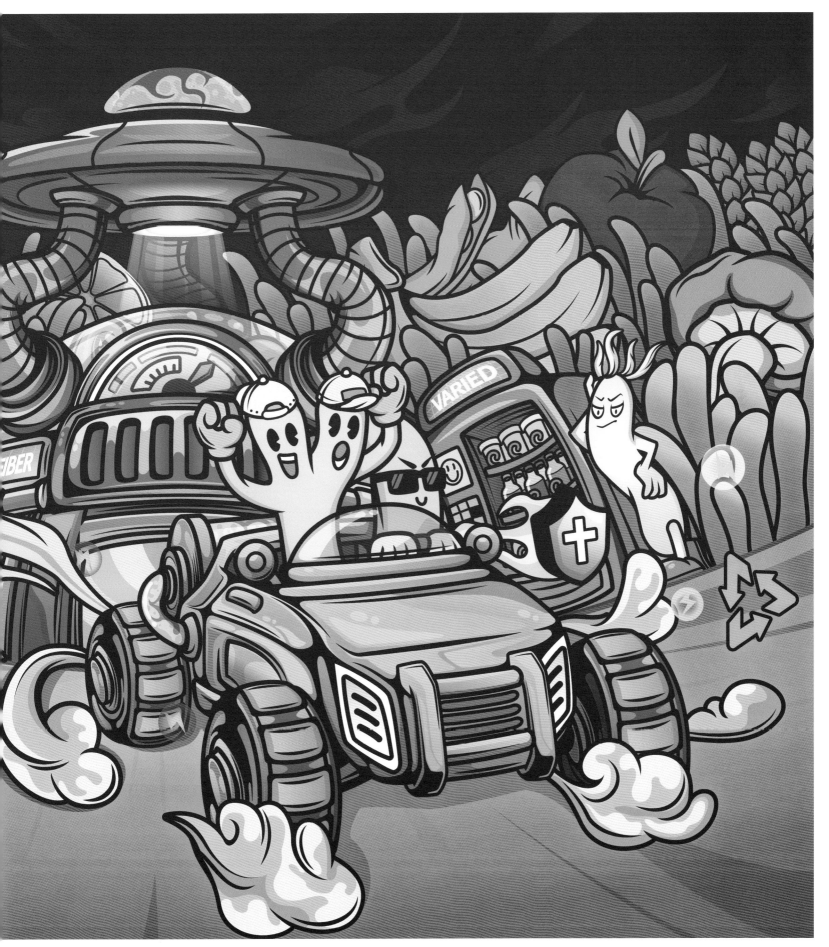

看图吃饭

一图看懂，吃什么才健康。

公鸡、小鱼、八爪鱼，代表了优质肉类；胡萝卜、金玉兰、西兰花、卷心菜、甘蔗，代表了高膳食纤维蔬果；小麦、玉米，代表了谷物。这些食物，不但是我们的需要，也是我们肚子里微生物的需要。

扫一扫长"肠"识

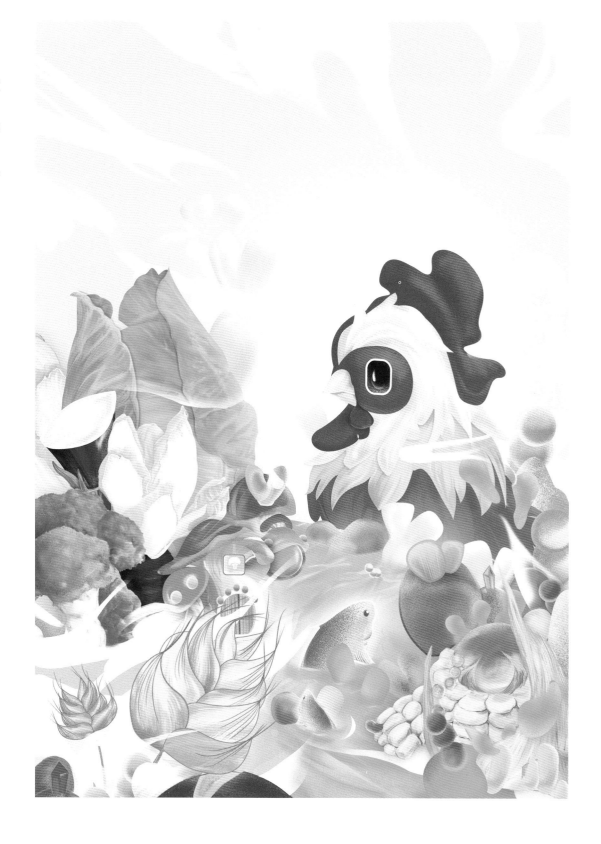

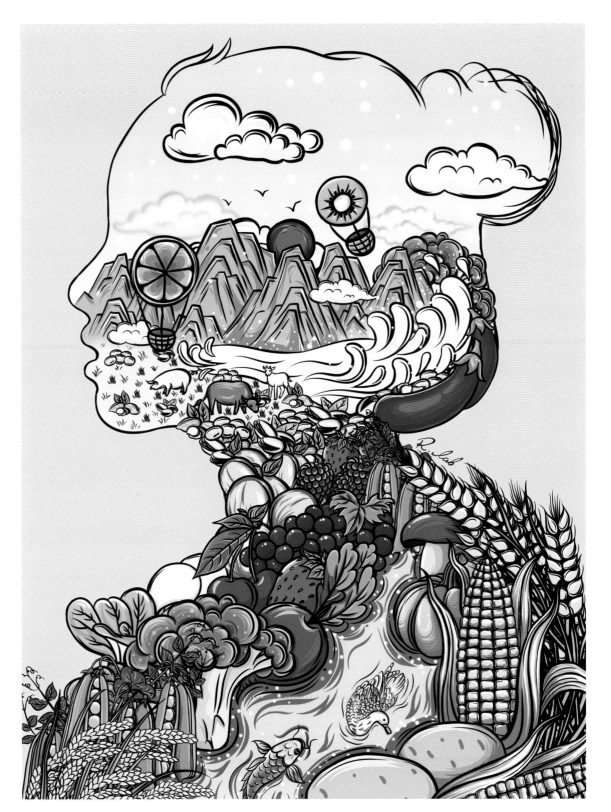

人如其食

正如每个人都有自己的口味偏好，不同的肠道微生物也喜欢不同的食物。有益菌喜欢多元化且富含膳食纤维的食物，而有害菌更喜欢高热量、高油脂的"垃圾食品"。不挑食，不偏食，多吃蔬菜水果和全谷物，让有益菌的美食愿望得到满足，你将会得到一副认真工作的好肠道，一个元气满满的健康身体，一份热爱生活的快乐心情！

扫一扫长"肠"识

127

美丽的秘密I

爱美之心人皆有之，在健康的基础之上，人们更梦寐以求的是美丽。而美丽的源头，依然是均衡、多样的饮食，是多元、丰富的营养。这两幅作品均采用了具有强烈装饰美感的穆夏风格，在经典的框式构图中，灵动线条勾勒出的花朵、植物和海浪，萦绕着青春甜美、身姿婀娜的女性。少女或手挎或托举一个装满各种蔬果的篮子。美丽的饮食秘方，就隐藏在少女的篮子和她身边的种种图案里。

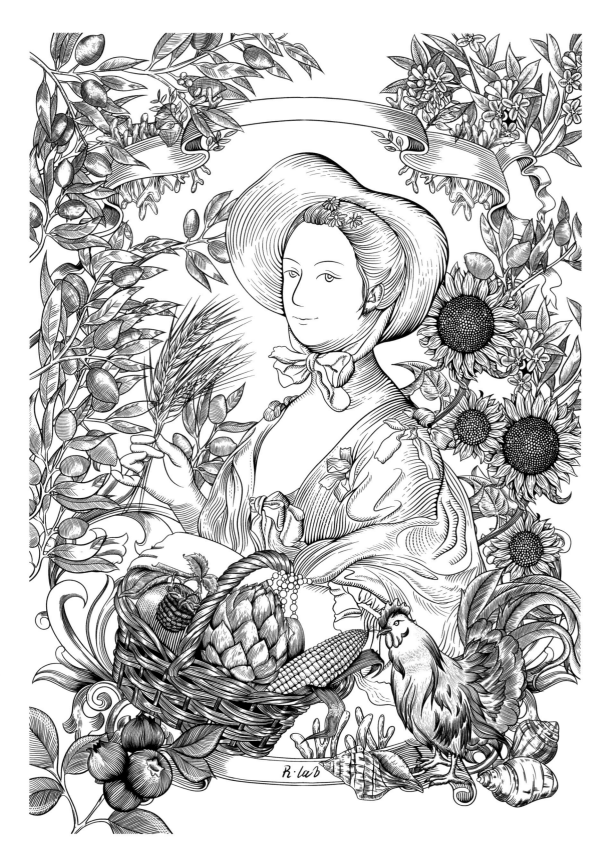

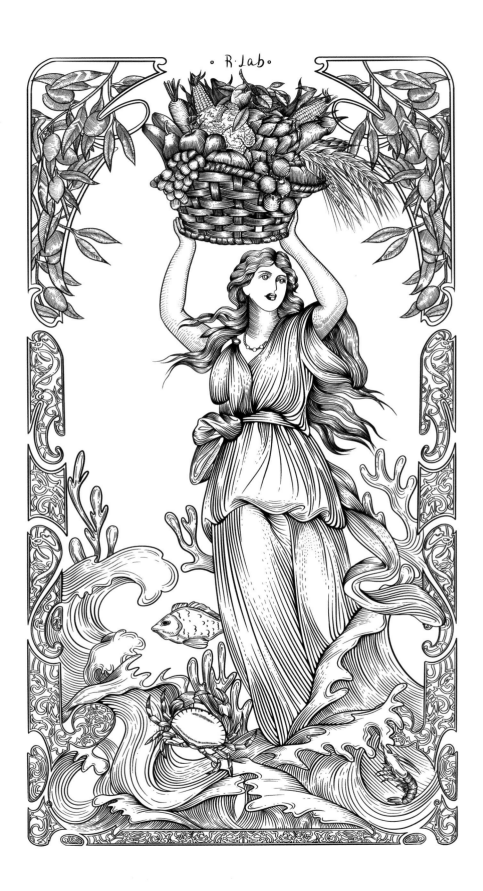

美丽的秘密II

扫一扫长"肠"识

15

人老肠不老

"人生天地间，忽如远行客。"人的一生是短暂的，衰老和死亡是必然的宿命。大部分人都会遭遇一个病痛缠身的晚年，只有少数幸运儿，能以无疾而终的方式，洒脱地告别这个世界。除了年轻时积累下来的身体底子和乐观向上的心态，他们普遍都有一副好肠胃，能吃能喝，有充沛的营养和能量，来支撑老年的健康与快乐。

"欲得长生，肠中常清；欲得不死，肠中无滓"，早在东汉时期，思想家王充就认识到了保持肠道通畅对于健康长寿的重要意义。而现代科学家们也逐渐解开了肠道与长寿相关的许多秘密。

步入老年后，身体的各项机能都会随着年龄增长而逐渐衰退，肠道也不例外。随着衰老，肠道的消化吸收、屏障和免疫功能减弱，肠道蠕动不够使排便变得困难。这些肠道生理和功能的衰退，是人体衰老的一个信号，也是加剧其他组织器官衰老的一个推动因素。

另一方面，随着年龄的增长，肠道菌群也会发生明显变化。比如，有益菌减少，有害菌和条件致病菌增多，菌群产生的有害代谢物增多，等等。肠道微生态系统变得不再稳定，时刻面临威胁。而老年人的饮食结构可能更为单一，消化功能整体变弱，常年服用药物，体育锻炼变少等，这些因素也都可能改变肠道环境，从而影响肠道菌群。

2015 年 12 月，顶尖的《科学》杂志发布"Why we age（我们为什么会衰老）"特刊，明确提出：肠道菌群与衰老紧密相关。近年不少研究都表明，在老年人的肠道里存在与衰老和疾病有密切关系的微生物。比如，长寿老人的肠道菌群，更具有促进健康长寿的特征；利用粪菌移植重塑肠道菌群，在延缓衰老、改善老年病方面可能有效；

利用地中海饮食,可能能通过调节肠道菌群,改善老年人的健康状况。

人类无法逆转或阻止衰老的进程,但至少可以未雨绸缪,及早预备,让晚年生活尽量远离病痛。《肠·道》歌中有云"请你尝遍世间百味,豁免可怕的病痛和苦药",提醒我们从儿时、年轻时开始,就要以饮食的多样化,来塑造肠道微生态的多样化。到了中老年阶段,更要遵循健康的生活方式,坚持均衡多样的饮食习惯,适当进行全营养补充,让健康的肠道微生态持续得更久一点,争取实现"人老肠不老",使肠道这条人体母亲河,得以长久地滋养我们。

这些建议看似老生常谈,却不失为真正的"养生之道"。要想长寿,先要"肠寿"。

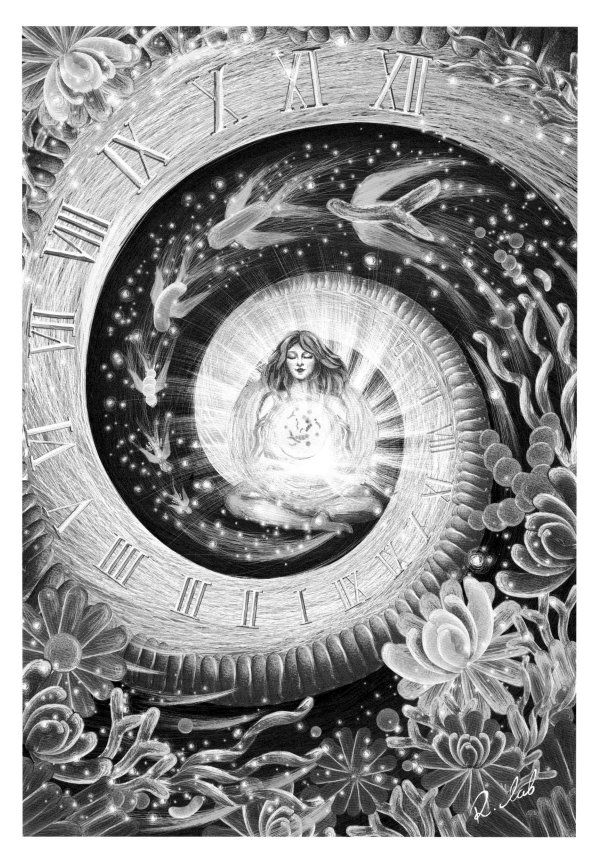

时钟倒转

抽象的肠道形状与时钟表盘造型巧妙结合，形似肠绒毛的纹样装饰其边缘，各种形态的微生物以分形的方式组成花鸟点缀，坐禅的女子环抱由微生物组成的水晶球居于中心，自内而外散发光芒。作品寓意保持肠道微生态的多样和平衡，身体才能由内而外健康有活力。虽然不能真正扭转时钟让时光倒流，但至少能让岁月的脚步慢一点，让衰老的进程缓一点。

扫一扫长"肠"识

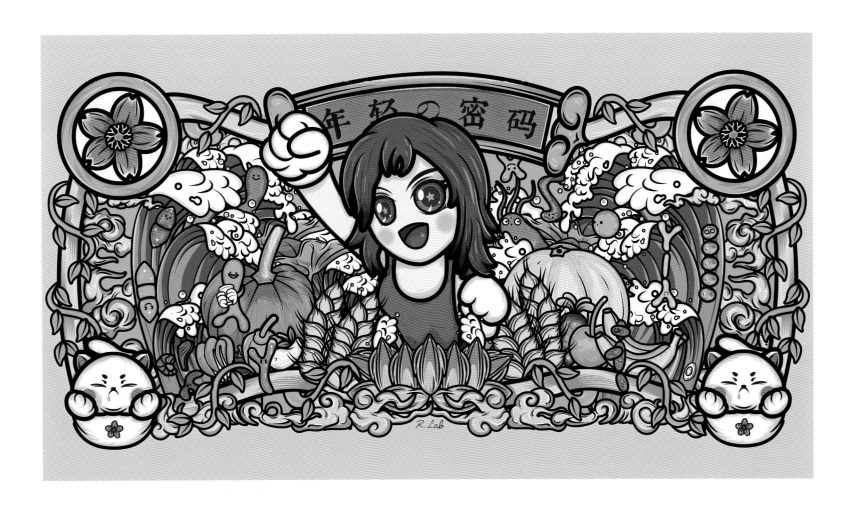

年轻密码

方形画框是肠道形状的巧妙抽象，绿色藤蔓缠绕，暗喻肠道健康有活力。画面的主体是一个头发乌亮、笑容明朗的少女，满满的活力朝观众扑面而来。海浪与祥云纹样，是良好的自然生态环境的象征。各种蔬菜水果代表了健康饮食，尤其是以植物性食物为主的饮食。当然，小虾、火腿以及小细菌手持的牛奶杯等隐藏细节，表明也需要有适当的肉类和蛋奶制品。形态各异而表情欢乐的微生物们出没在少女四周，寓意肠道微生态的多样与健康。保持年轻的密码，就藏在这里。

扫一扫长"肠"识

水上乐园

健康年轻态的肠道，就像是一个
水上乐园，各种有益微生物在其
中愉快地玩耍，充满欢乐与活力。

扫一扫长"肠"识

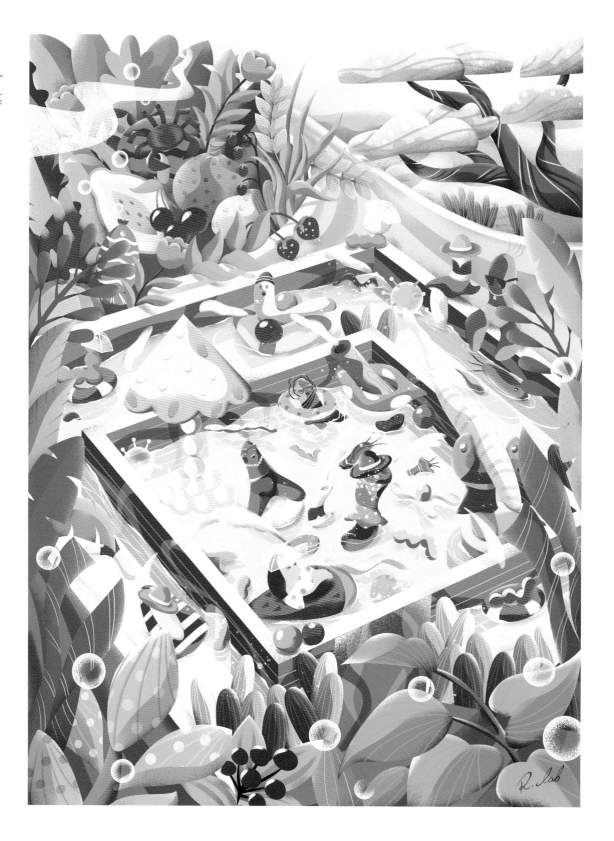

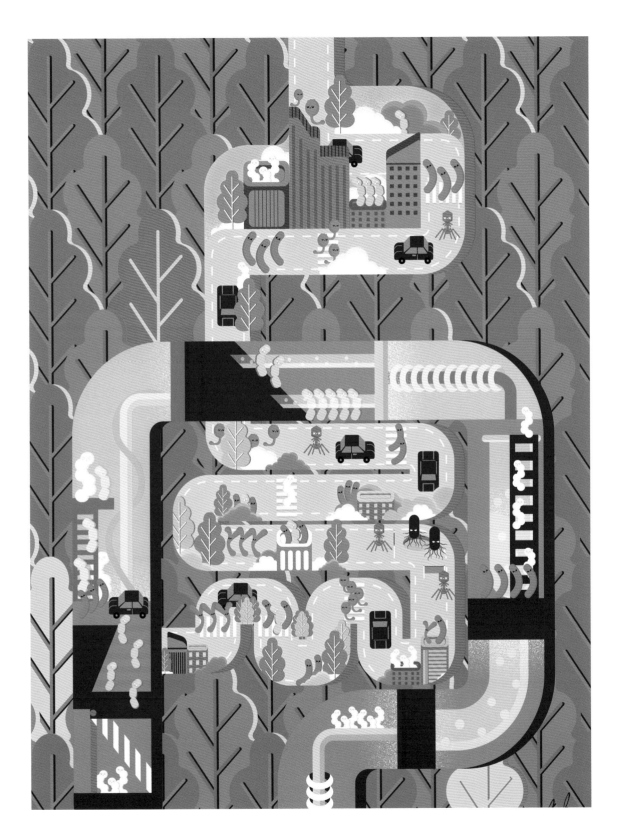

美丽小镇

肠道小镇美丽繁荣，微生物们各司其职，食物游客并然有序，人体城市也因此风光独好。但愿肠道小镇欣欣向荣，人体城市长治久安。

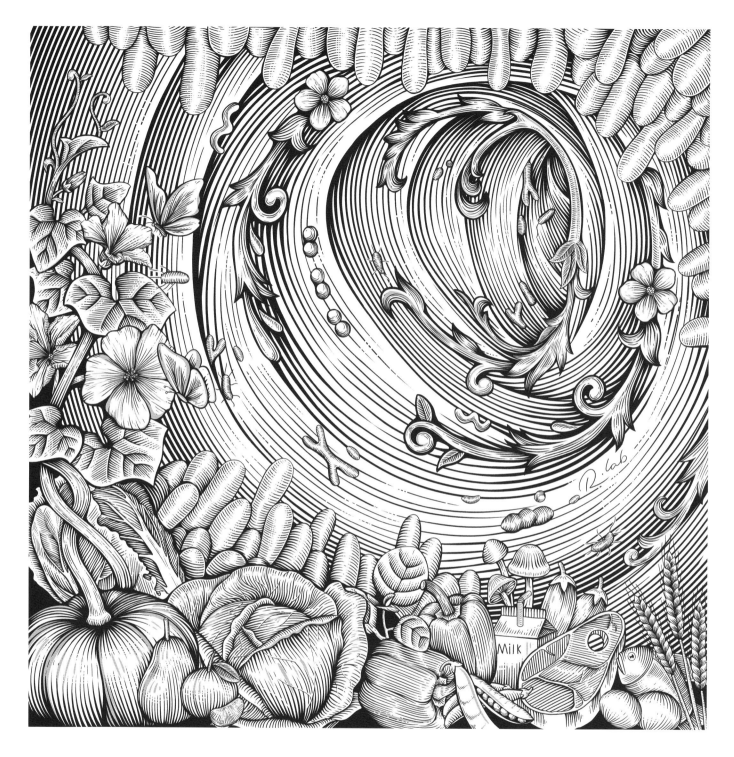

秘密花园

肠壁褶皱和肠绒毛，被形式感十足的线条表达出一种出乎意料的美。缠绕的藤蔓，饱满的花朵，上下翻飞的蝴蝶，是春天的气息。健康年轻态的肠道，就像春天的花园，充满蓬勃的活力。南瓜、卷心菜、橘子、蘑菇、青椒、三文鱼、牛奶、豌豆、小麦……是画面的装饰性元素，也是"肠道花园"的能量之源。

扫一扫长"肠"识

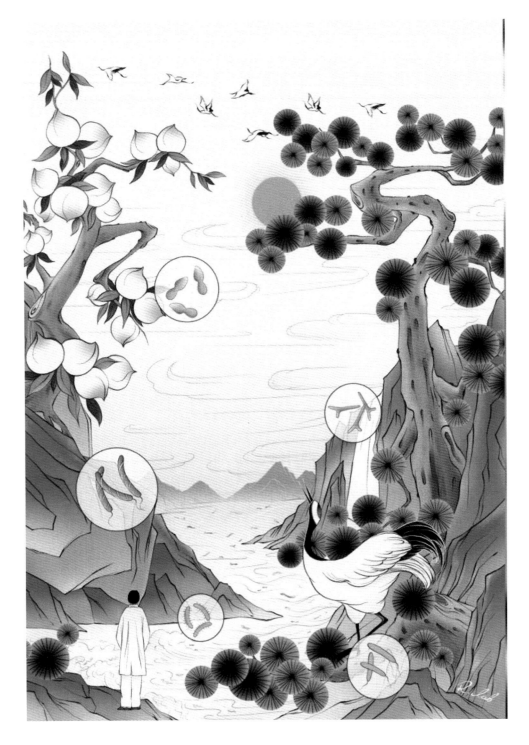

从"肠"计议

蟠桃献寿，松鹤延年，古往今来，人们对长寿的祈盼可谓代代相传。可是，草木荣枯有时，人事盛衰有时，生命代谢有时。肠道微生物对衰老可能起到重要影响。研究发现，健康长寿的人具有更"年轻态"的肠道菌群。生命无限美好，长一寸有一寸的欢喜，不妨首先养好肠菌，从"肠"计议。

扫一扫长"肠"识

16

早筛早治，肠癌不可怕

在所有的肠道疾病中，结直肠癌（也称大肠癌）也许是最可怕的一种。它是全球发病率排名第三的常见癌症，也是排名第二的癌症死亡原因。

最近 30 年来，大肠癌的发病率不断升高，发病年龄也在不断年轻化。2021 年，美国预防医学工作组更新了结直肠癌筛查的建议声明，将筛查年龄从 50 岁提早到 45 岁。2022 年 2 月，中国国家癌症中心发布了最新癌症报告——《2016 年中国癌症发病率和死亡率》，从中可以看出：结直肠癌新发病例数排名第二，总死亡病例数位居第四；2000—2016 年，无论男性还是女性，结直肠癌的发病率均呈上升趋势，对人们的健康造成了严重威胁。

大肠癌的发病，除了与家族史有关，还与饮食习惯、生活方式等多个因素密切相关。低质量饮食、饮酒、喝含糖饮料、吃红肉 / 加工肉、吸烟、久坐不动等，都是增加大肠癌风险的危险因素；多吃富含膳食纤维的全谷物、新鲜蔬菜水果等健康食物，则有助于降低大肠癌风险。此外，大肠癌还与肠道菌群的变化有关，一些毒害肠道的细菌被证实在大肠癌疾病进程中起了推波助澜的作用。

大肠癌虽然凶险，但它又是一种"傻子癌"，因为它能防、可治。有 90% 的大肠癌都起源于肠息肉，从肠息肉发展成癌症，可能需要长达 10 到 15 年的时间。只要及早筛查，发现并切除肠息肉，就能有效预防大肠癌；对于未转移的早期肠癌，也有 90% 的患者可以得到根治；如果发现时癌症已经转移到其他器官，那么患者的 5 年生存率则会骤降至 10% ~ 20%。

筛查大肠癌有多种方法，肠镜检查和粪便潜血试验是比较成熟的方法，肠道菌群检测也是正在开发和推广的筛查手段。在这些方法中，肠镜检查是大肠癌筛查的金标准。

早在 2017 年 6 月 18 日，我国数一数二的消化内镜专家姜泊教授，就曾在《肠·道》的揭幕演讲上大声疾呼："40 岁到 50 岁是癌前病变最高发的时候、结肠息肉最多发的时候。所以在这个阶段去进行一次肠镜的检查，就可以发现病变，及早干预。"三年之后，2020 年 10 月 25 日，姜泊教授在一次科普讲座上，再次语重心长地告诉大家："一次肠镜的受益有可能出乎你的意料之外。"

非常遗憾的是，调研数据显示，我国大约 97% 的大肠癌患者在确诊前从没做过肠镜检查。为了我们自己，为了家庭，为了事业伙伴，我们没有理由不接受专家的建议：肠镜检查，40 岁应该做，50 岁必须做！

生与死之间，可能就是一次肠镜的距离。

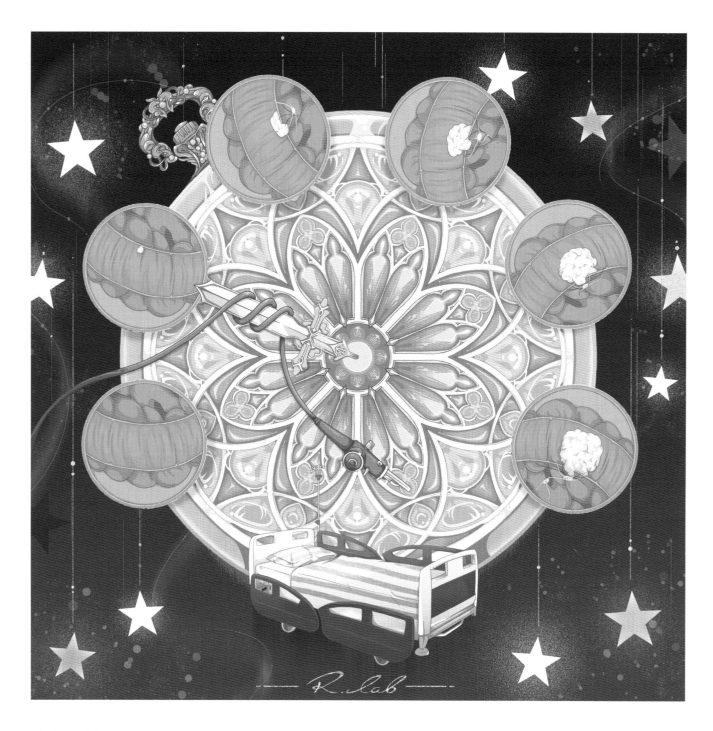

夜空中的怀表

作品以黑夜为背景，将大肠癌的发展过程艺术化为一个复古的怀表，不同的刻度代表了肠道从健康到癌变的不同阶段。指针是一把十字架样式的宝剑，随着时间的流逝，当大肠癌发展到晚期，宝剑指针就会从表盘插入下方的病床，变成床上的十字架，带来死亡的不祥之兆。而紧紧缠绕着指针并阻止其转动的则是肠镜，作品的寓意不言自明。

黄金十年

从肠息肉转变为大肠癌，需要经历五年、十年乃至更长的时间，这也为我们提供了预防、治疗癌症的一个"黄金十年"。作品以电影胶卷的形式，来表达大肠癌发展的四个阶段，象征筛查、预防的肠镜则贯穿了这部电影的始终。

扫一扫长"肠"识

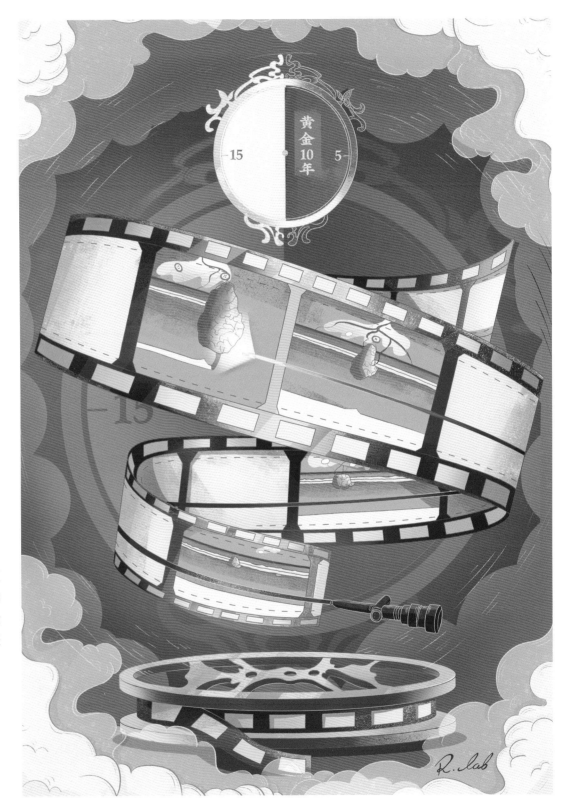

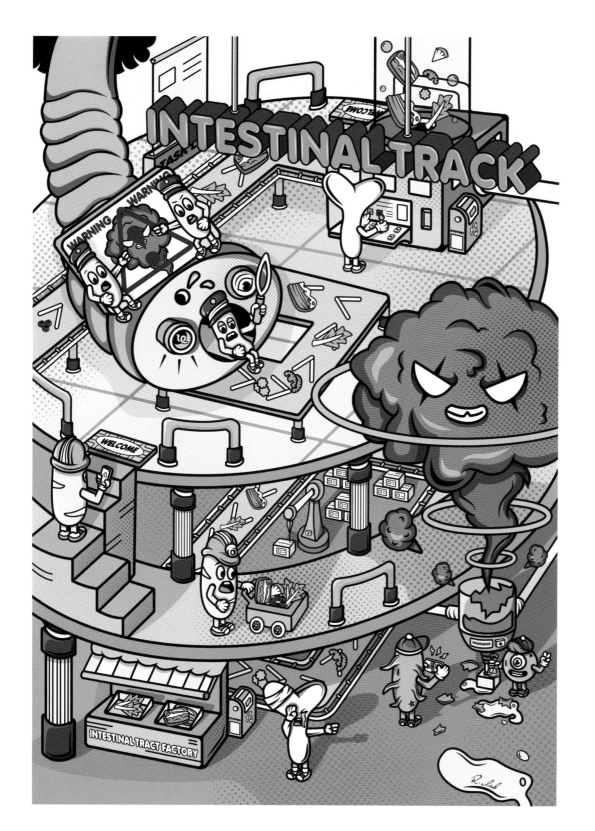

肠镜检查

肠镜检查不可怕,可怕只因不解它。在肠道这座消化工厂里,双歧杆菌、乳酸杆菌等有益微生物是敬业的工人,维持工厂的正常运转;而大肠杆菌、肠球菌里面的有害微生物是坏分子,一不留神就要搞破坏。但是,最需要提防的则是肠息肉,它就是可能发展为大肠癌的罪魁祸首。肠镜的使命,就是要负责及早、尽快将肠息肉捉拿归案。看,这就是肠镜检查,是不是也没那么可怕!

扫一扫长'肠'识

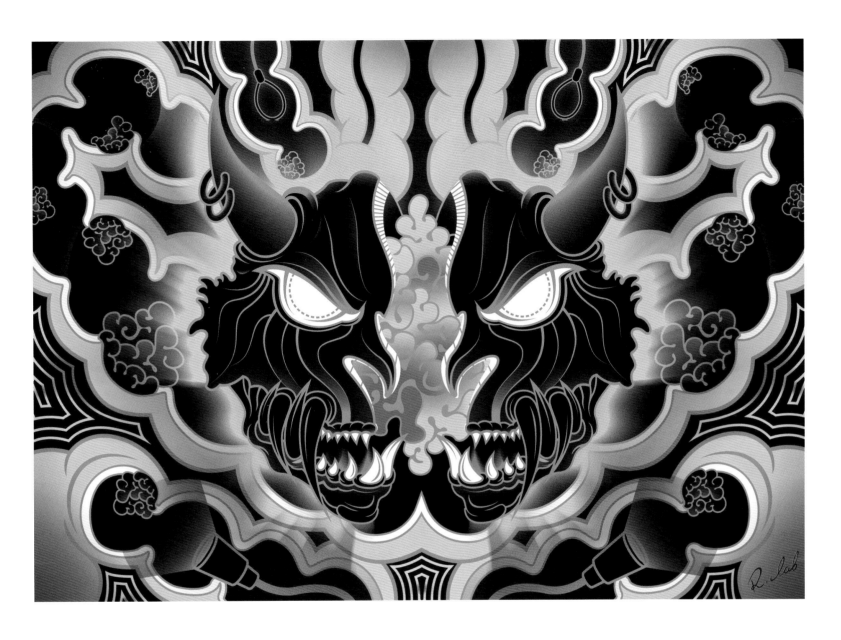

恶魔的诞生

大肠癌就像是一个面目可憎的恶魔，悄无声息地从我们的肠道里冒出来。面对恐怖恶魔，我们就只能束手就擒吗？或许未必。通过肠镜检查和肠息肉切除手术，防患于未然，就有可能把肠癌恶魔扼杀在摇篮里。

扫一扫长"肠"识

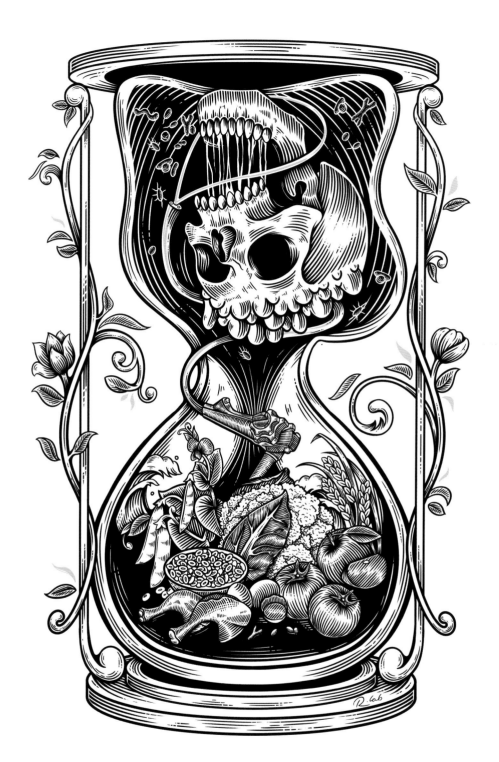

倒计时

对大肠癌进行早筛早治，就是要与时间赛跑，为生命赢得更长久的健康。作品以沙漏象征时间，用骷髅头代表肠癌，肠镜检查则是清除骷髅的利器。此外，沙漏底部以多种食物象征均衡、多样的饮食方式，对于保持肠道健康、预防肠癌的发生也具有重要意义。

扫一扫长"肠"识

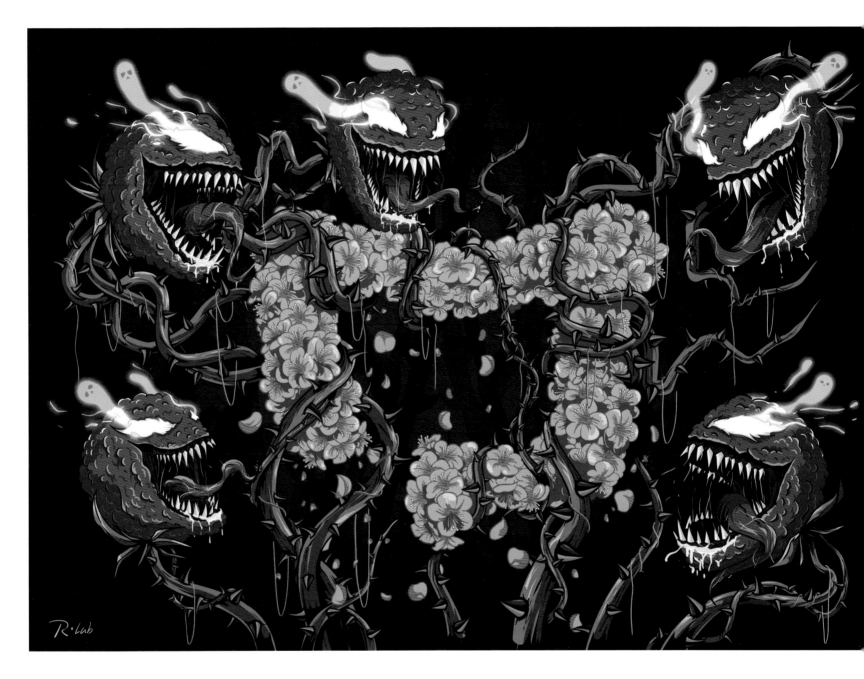

绝境

癌组织化身荆棘魔鬼，缠绕住花样大肠，荆棘的粗壮与花朵的娇弱形成悬殊的对比。在荆棘的强力绞杀下，凋零是花朵唯一可能的命运。作品淋漓尽致地展现出大肠癌的凶险，以此来提醒大家要高度重视对肠癌的预防及早期筛查，避免落入肠癌绝境。

扫一扫长"肠"识

17
技术之光

近二十年来，肠道研究突飞猛进，带来许多前沿新知。在了解、利用或是享受这些科研成果的同时，我们不应该忽略那些支撑起科研进步的关键技术。

我们必须感谢肠道菌群研究的开拓者们，他们的研究成果是如此富于开创性。正是因为他们的贡献，我们才得以更新对自我的认知，确定人体也是一个生态系统，与人体亲密共生的微生物对人类的健康有着极其重要的影响。

在探索菌群奥秘的过程中，科学家们也提出一系列的前沿技术方法，为相关研究的快速发展插上翅膀，帮助人们更好地了解肠道微生物的种类和特点，描述它们与宿主之间的互动和对话，并阐释微生物对宿主健康造成的影响和作用机制。

对人群大数据的统计学分析，为研究肠道菌群与人体表型和疾病之间的因果关系，奠定了基础。而结合人工智能的数据分析技术，不仅能让科学家找到用于疾病筛查、诊断甚至预测疾病风险的菌群标志物，还能帮助科学家系统性地、大规模地识别菌群中的功能基因，在海量的数据中挖掘宝藏。

代谢组学的技术创新和突破，让人们得以精准观察到肠道微生物在代谢食物等生物学过程中所产生的分子变化，从而找出可能参与影响人体健康的生物分子；培养组学技术在基因组学的加持下，突破一个个微生物培养难题；无菌动物模型为揭开"菌群－表型"的因果关系打开了一扇窗，是菌群研究中不可或缺的部分；体外消化模拟或仿生技术让科学家突破了活体的限制；类器官和体外器官培养技术则成为研究细胞与分子互相作用的理想模型，是基础研究和药物开发的利器。

而这其中，我们必须为 DNA 测序技术大书特书一笔，它是目前肠道菌群研究的主流方法。

DNA 测序技术的快速发展与成本的断崖式下降，尤其是二代测序技术的横空出世，促进了更多测序资源转向微生物，人类得以通过非培养技术去审视不同环境中的微生物。2008 年，美国科学家发起的"人类微生物组计划"和欧洲科学家发起的"人类肠道宏基因组计划"，就是在此背景下发起的史诗级科学研究，革命性地推动了人类对共生微生物的探索，取得举世瞩目的成果。

在随后的十几年中，DNA 测序技术一直是驱动肠道科研领域发展的最核心技术，甚至可以说没有之一。而近年来快速发展的三代测序技术，使得科学家能够以前所未有的精细分辨率，来解析肠道微生物的多样性和功能机制。宏转录组和宏蛋白组等技术也在快速突破中。

工欲善其事，必先利其器。技术之光，照亮探索之路。让我们向一个个突破性的技术致敬！期待更多新技术的产生，让肠道研究取得更多进展和突破！

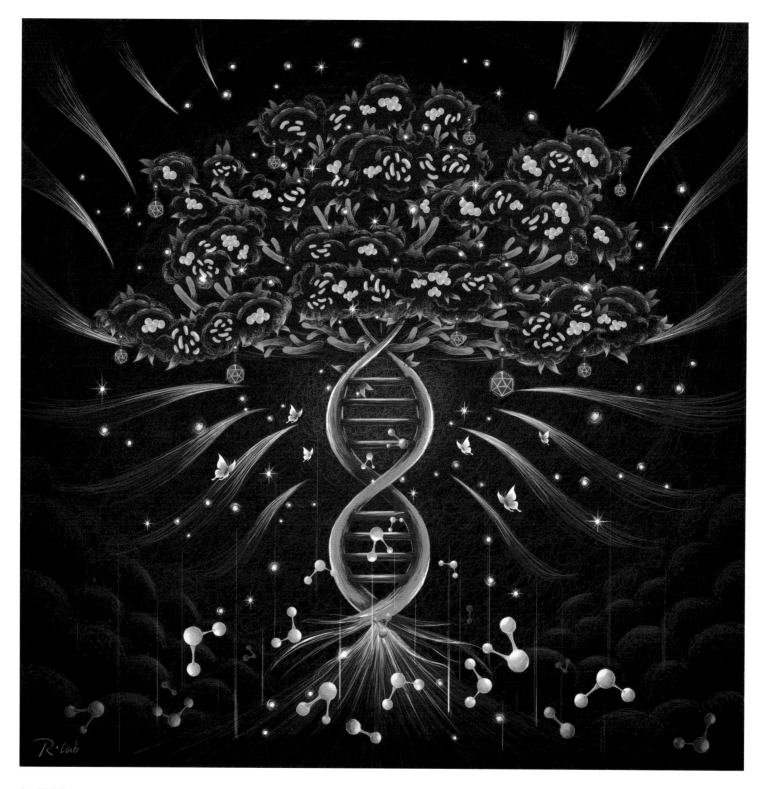

智慧树

以基因测序为代表的科技发展，使人们得以在微生物的研究领域不断深入，了解越来越多关于生命的奥秘。人类的智慧，就像这棵大树，沐浴着科技之光，生机勃勃，不断生长，并孕育出美好的新事物。

扫一扫长"肠"识

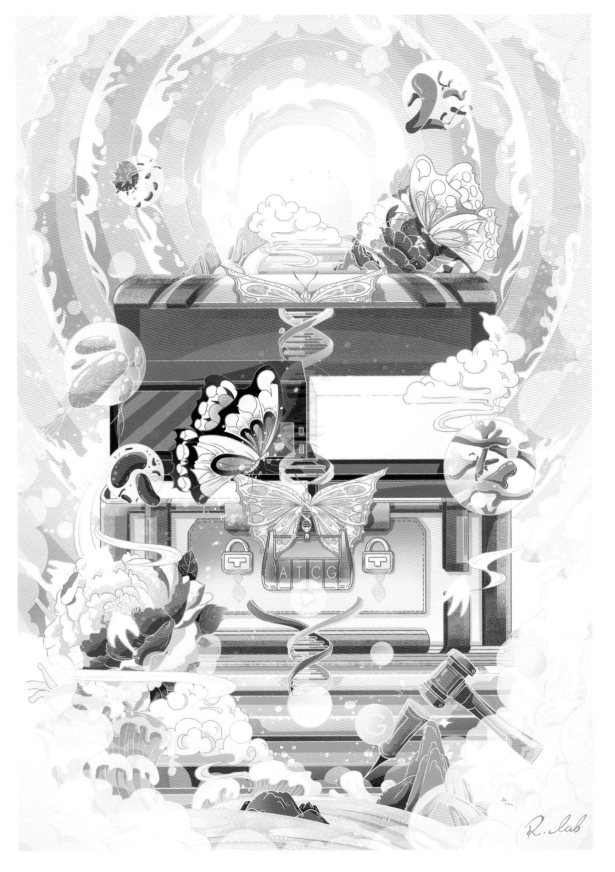

破译密码

含有四种碱基（A、T、C、G）的脱氧核糖核酸，排列组合构成了所有物种的基因。至简至微的基因，编码出至繁至美的生物世界。不断发展进步的基因测序技术，破译密码，使得阅读生命的天书成为一种可能，这也为肠道科研领域打开了一扇别有洞天的大门。

扫一扫长"肠"识

破茧

如果说无知是作茧自缚，那么科技发展带来的就是破茧成蝶。随着基因测序、代谢组学、培养组学等技术的进步，微生物研究领域也随之破茧，迈进了美丽新世界。

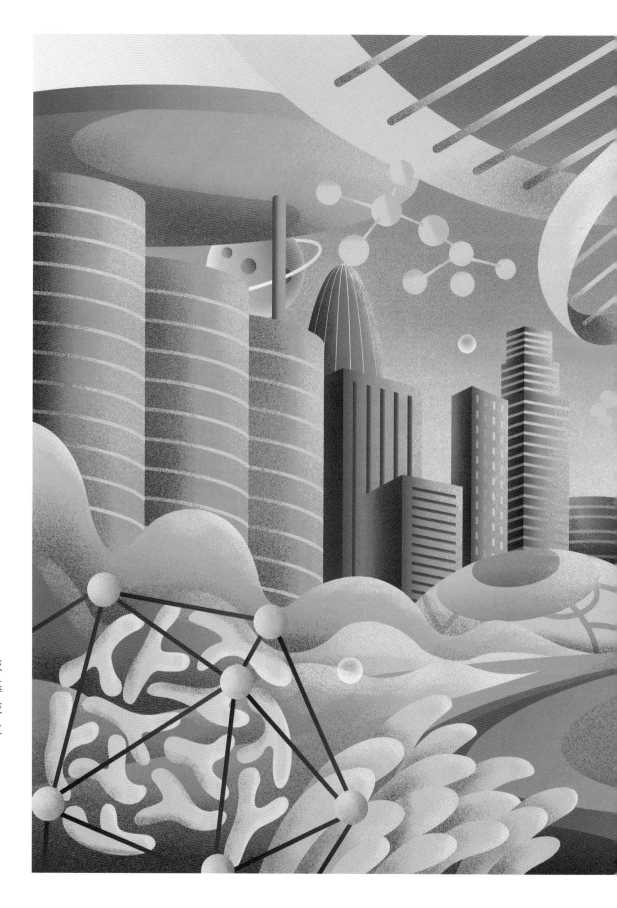

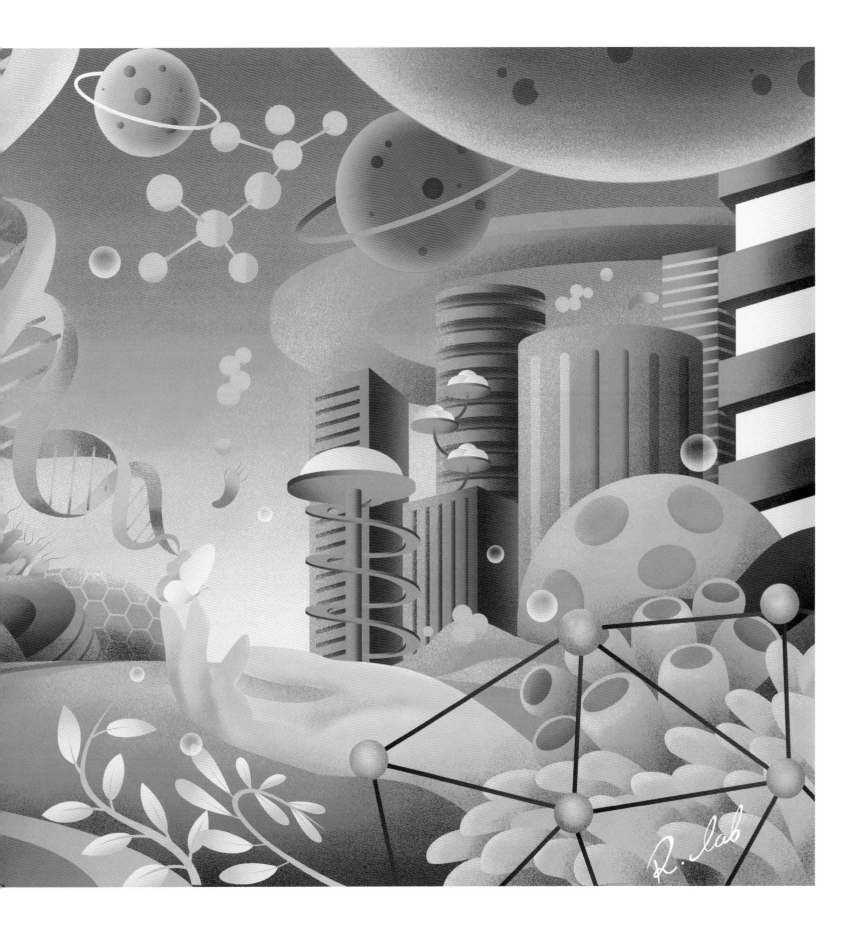

基因图书馆

这是一家高科技基因图书馆。充满自然气息的藤蔓旋梯与充满科技感的现代旋梯，交织成 DNA 的双螺旋结构。图书馆的上半部分，是微生物培养皿，下半部分则是基因图书架。人类运用现代科技进行基因测序，使得了解、读取微生物的生命密码，就像从培养皿直接到书架，如此便捷！

扫一扫长"肠"识

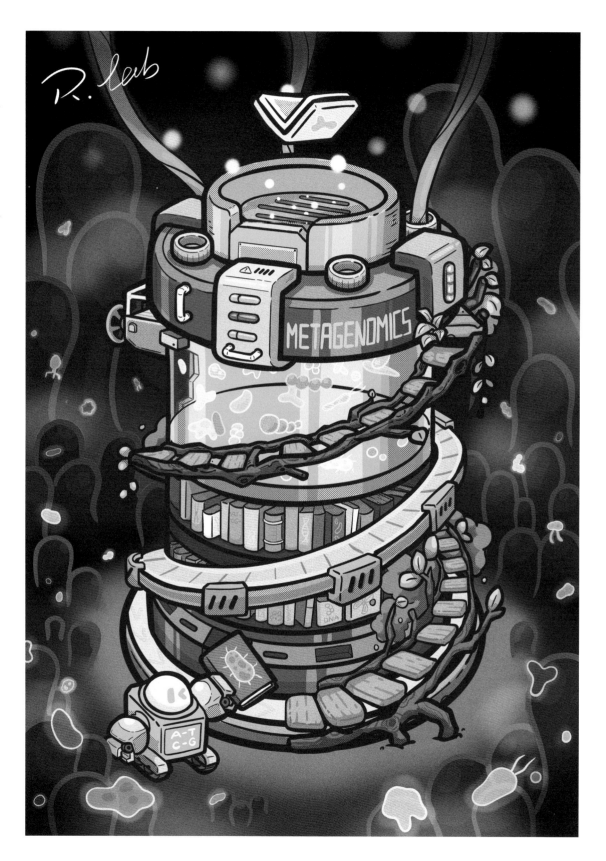

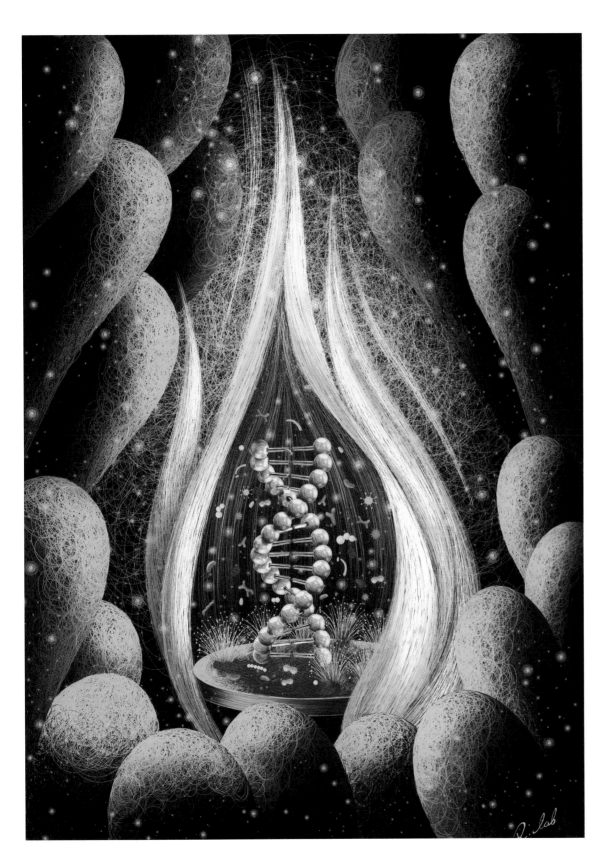

点亮

以肠绒毛为背景的画面上，令人瞩目的 DNA 双螺旋造型居于圆形舞台的中央，周边萦绕着多种肠道微生物，充满科技感的光束将它们齐齐笼罩。作品以此寓意基因测序技术为肠道科研领域点亮了新方向。

扫一扫长"肠"识

153

18

肠中自有『黄金屋』

任何一个基础研究领域的蓬勃兴起，都会促进临床和产业转化的萌发与快速发展。肠道领域也不例外，甚至已然成为生命科学和大健康领域的创新高地。

来自微生物、免疫、生物化学等基础研究领域，消化、内分泌、肿瘤等临床医学领域，药学、食品科学、动物营养等应用领域的专业人士，因肠道而汇聚；生物、医学、药学、食品、农林、畜牧、基因组、营养等学科，因肠道而交叉。科学研究的进步，推动了产业新机遇的涌现，传统产业的老树再开新花，新兴产业的探索方兴未艾。

在过去几年里，全球风险投资者已经向肠道菌群领域的公司投资了数十亿美元。仅 2021 年，行业就筹集了超过 7 亿美元的资金。活菌制剂，即由具有治疗作用的微生物组成的药物，是其中代表性的创新突破。美国多个治疗艰难梭菌感染的活菌制剂，"艰难"突围，有望成为美国食品药品监督管理局批准的首批活菌制剂。

医药之外，在食品、畜牧业、农业等行业中，我们也能看到肠道菌群研究成果的转化应用，从活菌酸奶到替抗产品，从益生菌膳食补充剂到微生物肥料，相关产品百花齐放。

当然，人类探索的目光，并未局限于肠道菌群，而是投向了一切与肠道息息相关的疾病和健康问题。

在菌群之外，针对复杂系统的量化评估变成了现实，营养和代谢等方面的研究全面走向精准化，食品科学、营养学、药学、中医药等领域获得许多颠覆性的发现，为精准营养、新药开发、中医药现代化和国际化等方向带来诸多新机遇。

在科研服务、检测与医疗技术、医疗器械、药品、中医药、临床营养、功能食品、生态农业、宠物健康、产业服务等领域，产业掘金的机遇风起云涌。

肠道产业的兴起，源于肠道科学的不断突破，中国的产业玩家也很幸运地跟上了全球步伐，"讲科学、重循证"成为转化的主旋律。

当然，我们需要清醒地认识到，就如同我们的肠道，肠道产业也是既强大又脆弱。肠道产业的强大，在于涉及范围之广，暗藏机遇之多，潜在影响力之大；而它的脆弱，则在于一旦我们急功近利，违背科学，就可能让整个产业被污名化。肠道产业需要我们的共同守护。期待有更多志同道合的肠道人，一起来研究、建设和爱惜这个大健康和生物医药领域的最大风口。

事关健康与疾病，纵跨人类与动物，包容传统与创新，肠道产业，定将波澜壮阔！

Follow your gut.

肠中自有"黄金屋"！

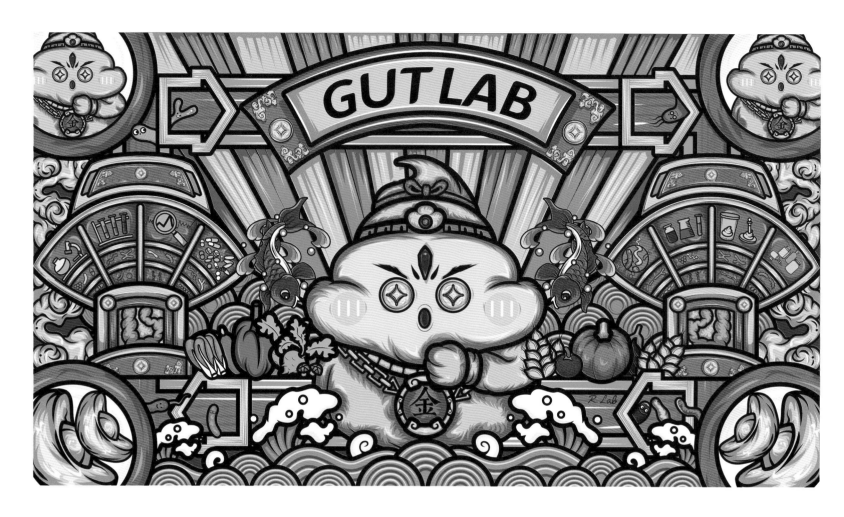

黄金便便

作品将健康的黄色便便，创意地拟人化为穿金戴银的便便财主，寓意其中蕴藏着大量商机，是富有商业价值的宝藏。它身后的食物，谷物、南瓜、绿叶蔬菜、鱼类等，象征了便便的健康源自饮食习惯的健康。四周的环道代表肠道，环道内探头探脑的微生物代表肠道菌群，象征了肠道及肠道微生物消化食物、产生便便的过程。两侧的装饰性廊柱，是对与肠道和便便相关的科学研究、产品研发的浪漫表达。背景的霞光万丈寓意了肠道产业的蒸蒸日上。

扫一扫长"肠"识

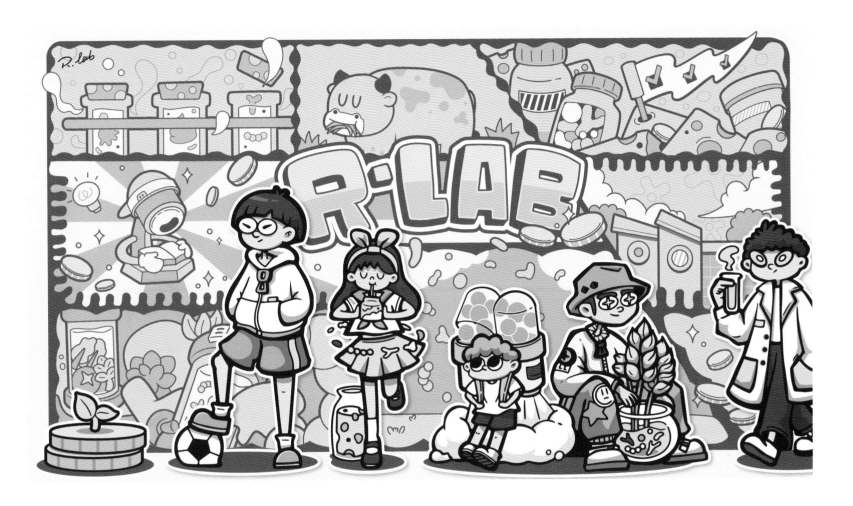

肠道俱乐部

作品围绕肠道产业的主要方面，通过前排人物角色和背景漫画框里的画面，表现肠道产业涉及人们生活的方方面面，具有极大的商业价值。长出植物的金币，象征肠道产业的欣欣向荣、前途无限。手持试管的科研人员，背景里的显微镜、试管，象征了科研与产业的结合。种植工人与背景里的奶牛，象征着生态种 / 养殖产业的发展。运动的男生、饮用乳制品的女孩与背景里的瓶瓶罐罐，象征了肠道产业推出的各种产品，有助于人们的健康与美丽。背着胶囊喷射机的男孩，则象征了可能推出的新药及新疗法。

扫一扫长"肠"识

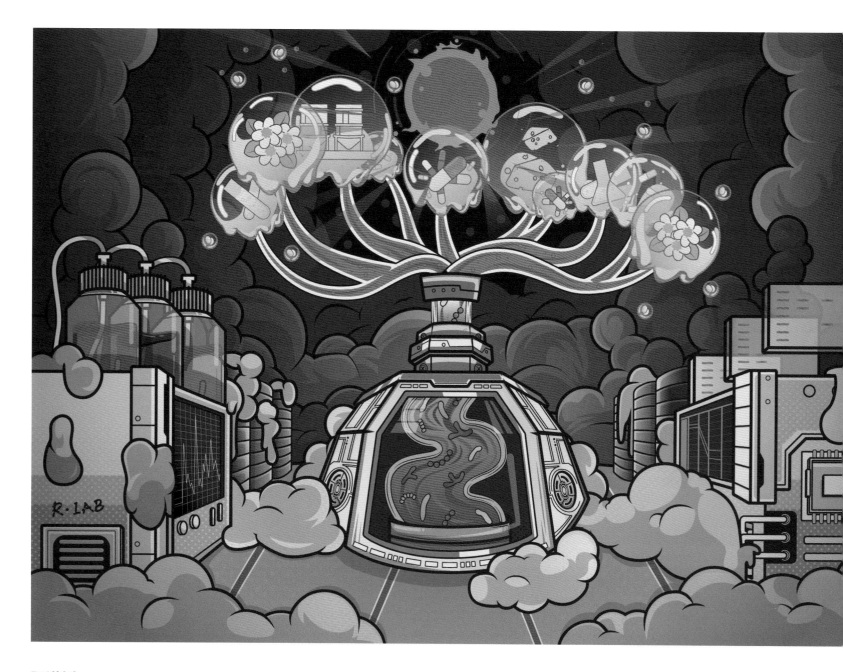

肠道树

这是一棵头顶红日、硕果累累的肠道树。树梢的气泡果子，每一个都代表一个细分肠道产业。比如试管气泡象征的是科研服务产业，植物气泡象征的是生态种／养殖产业，药丸气泡象征的是医药产业，奶酪气泡则象征了乳制品产业。右侧仪器为 PCR 分析仪与凝胶电泳。实验室培养出的肠道树连接起了多种产业。所谓"木欣欣以向荣"，得逢天时就能茂盛生长，肠道产业也正是如此。

扫一扫长"肠"识

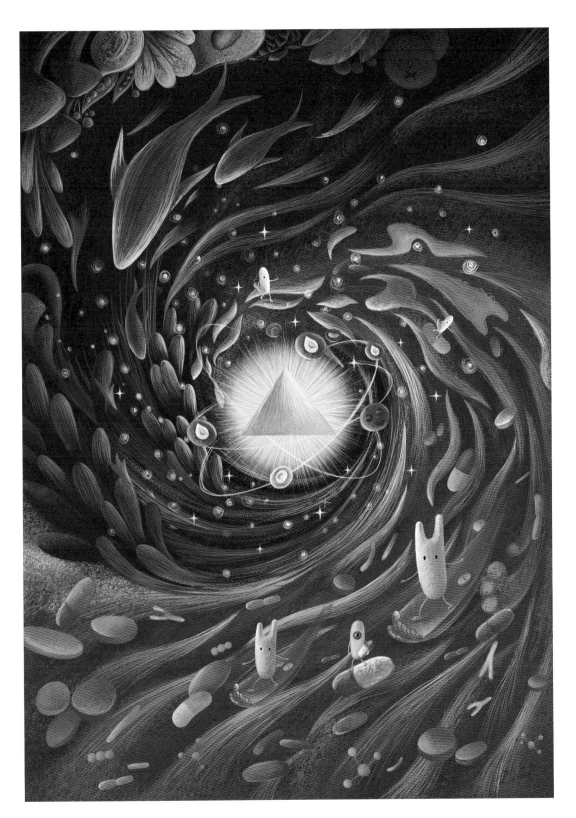

宝藏

在蓝与紫构成的螺旋中心，是灿烂耀眼的金三角。或许，只有在艺术的世界里，我们才能将金字塔的三角外形与健康的人类便便画上等号。蓝色一面，鱼类、牛油果、豆荚等，是均衡、多元饮食的象征，这是产生健康便便的源头。紫色一面，有益菌滑板冲浪，新奇药丸顺流漂浮，象征了对健康便便的科研与产业转化。健康便便，五谷轮回之废物，肠道产业之宝藏。

扫一扫长"肠"识

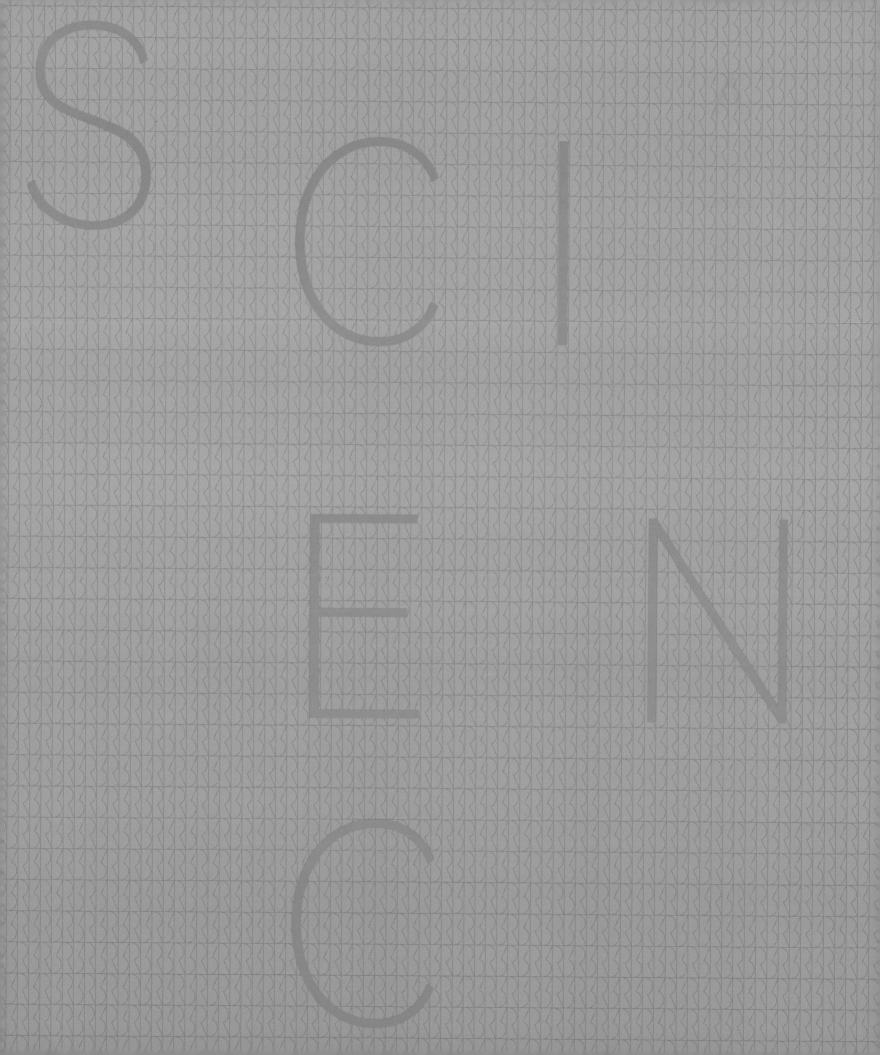

附录：
特约作品

GUT · SCIENCE · ART

肠·道

作词：洛 兵　热心肠先生
作曲：洛 兵
出品：R·lab

扫码听《肠·道》

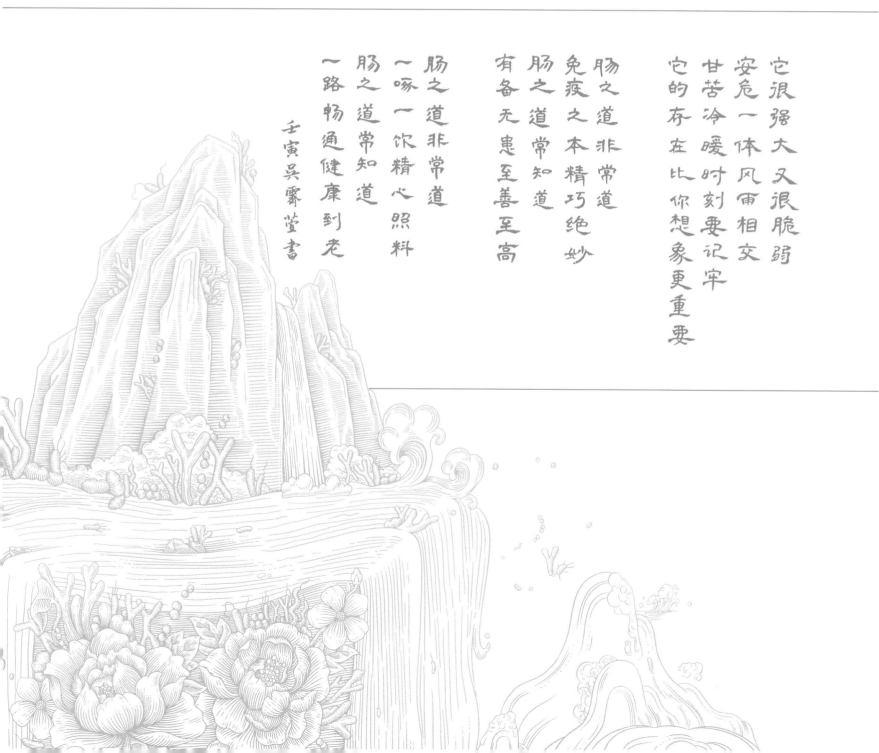

它很强大又很脆弱
安危一体风雨相交
甘苦冷暖时刻要记牢
它的存在比你想象更重要

肠之道非常道
免疫之本精巧绝妙
肠之道常知道
有备无患至善至高

肠之道非常道
一啄一饮精心照料
肠之道常知道
一路畅通健康到老

壬寅吴霁萱书

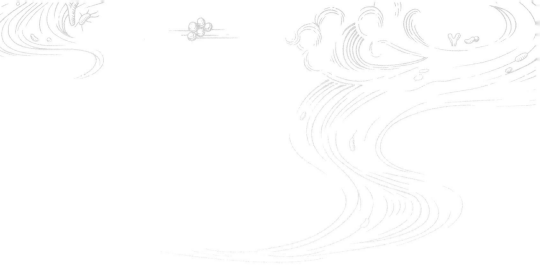

肠道

它是生命的母亲河
蜿蜒曲折弯弯绕绕
人类营养的共同体
漫长的通道第二大脑

重重叠叠的柔软深处
亿万个生灵在为你操劳
为你汲取万物精华
支撑全身的健康和自豪

它是免疫的原动力
黏生的屏障热热闹闹
消化一切的发酵罐
澎湃的代谢能量运导

生生不息的繁荣生态
每一种存在都需要犒劳
请你尝遍世间百味
豁免可怕的病痛和苦药

吴霁萱
北京第十三中学学生
曾荣获西城区艺术节一等奖
"兰亭杯"北京市中小学生书法大赛二等奖
全国中小学生绘画书法作品比赛二等奖

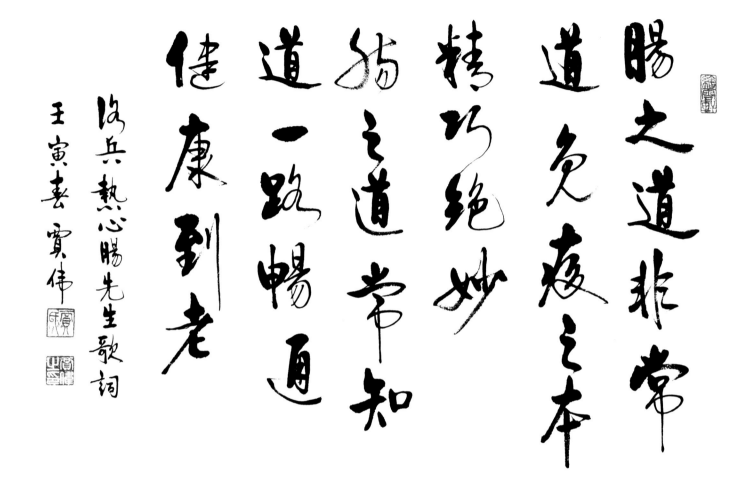

肠之道非常
道免疫之本
精巧绝妙
犹之道常知
道一路畅通
健康到老

赠兵热心肠先生歌词
壬寅春贾伟

书法作品

贾 伟
香港浸会大学讲席教授
上海交通大学附属第六人民医院转化医学中心主任

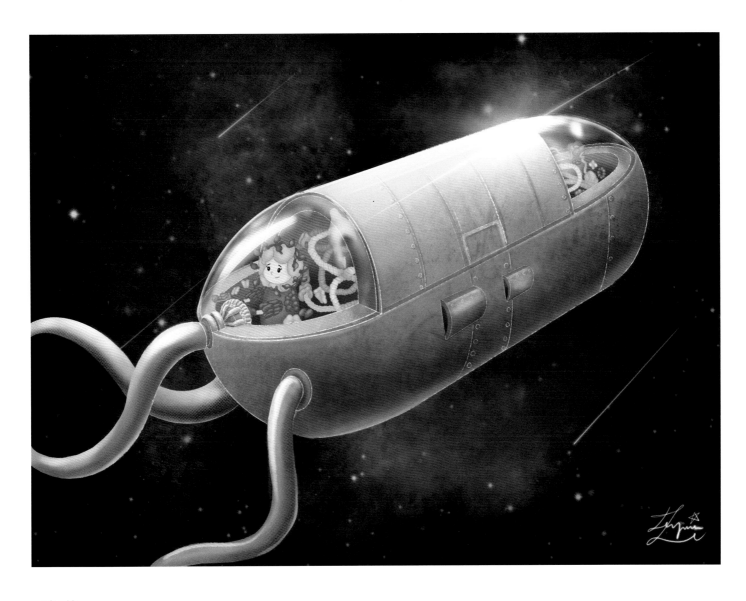

飞船菌

李乐园
国家蛋白质科学中心（北京）特聘研究员

在细菌中，占细胞干重 40% ~ 50% 的蛋白质好像一组组"机器"，驱动着复杂的生命过程。鞭毛是一个高效而精密的分子引擎，能使细菌在环境中快速游动。作者畅想有一枚"飞船菌"，里面坐着一名蛋白质航天员，操纵着鞭毛在宇宙中穿梭旅行。作品中的蛋白质呈现方式受到 David Goodsell 教授水彩画的启发。

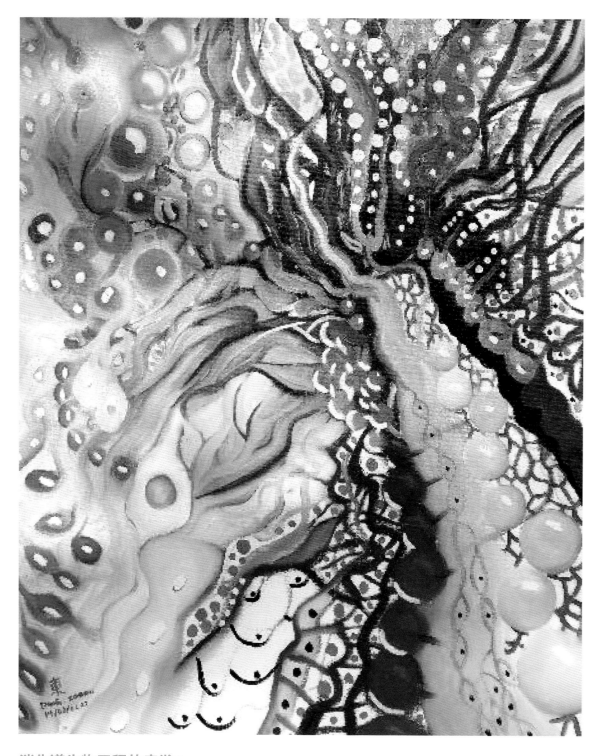

消化道生物工程的启发 I

陈晓东
苏州大学杰出教授
新西兰皇家科学院院士
澳大利亚工程院院士

反映人体"脖子以下"梦幻般的工程场景。交错纵横且丰富多彩,
有迹可循却变幻莫测。它的各种形态与我们的身心健康息息相关。

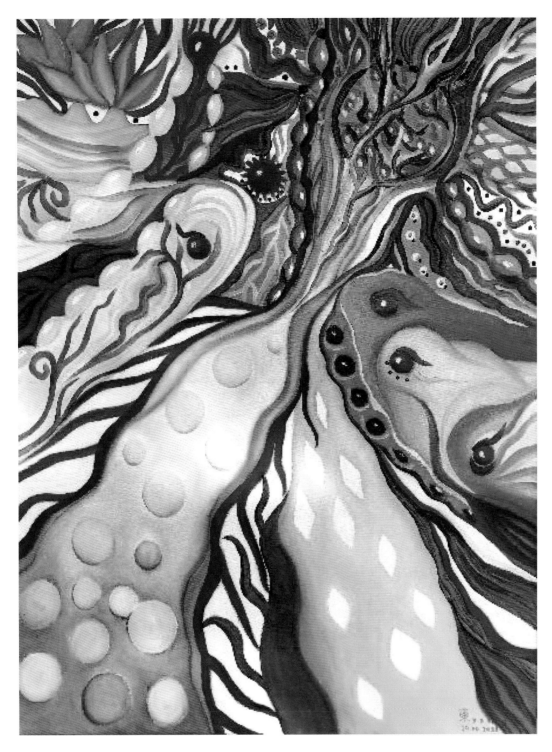

消化道生物工程的启发 II

陈晓东
苏州大学杰出教授
新西兰皇家科学院院士
澳大利亚工程院院士

消化道活动是人类"活着"的最大证据之一，提供生命的物质供给又链接着生命体的"灵魂"。所谓"形而上者谓之道，形而下者谓之器"，消化道活动既是无形却又有形，十分具有哲学性，能带给我们一些超越生命的启发。

致 谢

特别感谢以下机构（排名不分先后）对"肠道科学与艺术"科普插画巡展及出版的大力支持！

科研机构

北京大学医学部	东北农业大学	华中科技大学同济医学院附属协和医院
北京大学口腔医院	西湖大学	西北大学
北京大学人民医院	浙江中医药大学附属第一医院	西安医学院
北京大学第一医院	浙江省农业科学院	西北农林科技大学
清华大学	中国科技大学	陆军军医大学大坪医院
北京清华长庚医院	内蒙古农业大学	陆军军医大学新桥医院
中国医学科学院阜外医院	南昌大学第一医院	重庆市畜牧科学院
北京协和医院	南昌大学	香港大学
解放军总医院	南京医科大学第二附属医院	重庆医科大学基础医学院
军事医学科学院	南京医科大学	重庆医科大学附属第二医院
首都医科大学附属北京世纪坛医院	中国药科大学	厦门大学博物馆
中国农业科学院农产品加工研究所	广西医科大学	西安交通大学第一附属医院
中国农业大学	广西壮族自治区医学科学信息研究所	
中国科学院北京生命科学研究院	中国科学院青岛生物能源与过程研究所	## 产业机构
北京崔玉涛诊所	厦门大学附属中山医院	
中粮营养健康研究院	南方医科大学深圳医院	内蒙古蒙牛乳业（集团）股份有限公司
广东省科学院微生物研究所	深圳市宝安区妇幼保健院	健合（中国）有限公司
广东药科大学附属第一医院	中国科学院深圳先进技术研究院	达能开放科研中心
广州市第一人民医院	深圳大学附属华南医院	诺维信一康生物科技（上海）有限公司
暨南大学	苏州大学	北京科拓恒通生物技术股份有限公司（科拓生物）
南方医科大学珠江医院	天津医科大学总医院	菲仕兰食品配料（上海）有限公司
中山大学第六医院	江南大学	锦乔生物科技有限公司（Bioflag 锦旗生物）
中山大学孙逸仙纪念医院	华中农业大学	河南益常青生物科技有限公司